Dr. med. Ilse Triebnig
Ingomar W. Schwelz


DER STEIN DES LEBENS
Wie das Vulkanmineral Zeolith-Klinoptilolith
Ihre Gesundheit und Ihr Leben retten kann!

W0180899

*„Ich bin auf Grund meiner mehr als zehnjährigen Beobachtungen der Überzeugung, dass das aktivierte Lavagestein zur Zeit wohl das einfachste, natürlichste und nachhaltigste Entgiftungsprodukt ist."*

*Dr. Ilse Triebnig*

Dr. med. Ilse Triebnig
Ingomar W. Schwelz

# DER STEIN DES LEBENS

**Wie das Vulkanmineral Zeolith-Klinoptilolith**
**Ihre Gesundheit und Ihr Leben retten kann!**

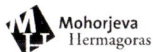

Mohorjeva
Hermagoras

Dr. med. Ilse Triebnig und Ingomar W. Schwelz: DER STEIN DES LEBENS, Wie das Vulkanmineral Zeolith-Klinoptilolith Ihre Gesundheit und Ihr Leben retten kann!

Umschlaggestaltung, Layout & Satz: lascala.cc

Fotos: Shutterstock, Pixelio, Fotolia, fichtesieben Werbeagentur, Dr. med. Ilse Triebnig, Ingomar Schwelz, Christoph Strasser, Michi Sumper

© Herausgeber: Dr. med. Ilse Triebnig, Ingomar W. Schwelz

Druck und Verlag: Hermagoras/Mohorjeva, Klagenfurt/Celovec, Ljubljana/Laibach, Wien/Dunaj, 2013

2. Auflage

ISBN 978-3-7086-0714-6

# Inhalt

# Auf der Suche nach dem „Stein des Lebens"

## Eine Einführung

Es war Ende der 90-er Jahre, als ich den „Stein des Lebens" entdeckte. Eine Patientin, die an einem Eierstockkrebs litt und durch die Chemotherapie körperlich sehr geschwächt war, stürmte in meine Praxis und erklärte mir aufgeregt, dass sie jetzt regelmäßig fein gemahlenes Gesteinsmehl zu sich nehme. Der Stein würde Zeolith heißen. Sie fühle jetzt wieder ihre Lebensenergie und habe Hoffnung, wieder gesund zu werden, versicherte sie mir.

Ich war überrascht von ihrem resoluten Auftreten, das im krassen Widerspruch zu ihrem sonstigen depressiven und lebensverneinenden Gehabe stand. Die offensichtlichen Effekte des mir damals noch unbekannten Gesteins auf die Verfassung der Patientin verwirrten und faszinierten mich gleichermaßen. Tief in meinem Inneren spürte ich intuitiv, dass sich hinter diesem Stein ein großes Mysterium verbarg. Jedenfalls ließ mich der Silizium enthaltende Zeolith ab diesem Moment nicht mehr los.

Ich begann mich auf die Spuren des mysteriösen Steins zu begeben und heute, mehr als ein Jahrzehnt nach meiner ersten Begegnung mit dem Zeolith, weiß ich, dass er der Naturheilmedizin nicht nur eine neue Note, sondern eine ganz neue Dimension gibt. Durch sein noch nie da gewesenes Entgiftungspotential ist er ein wahrer Segen für den mit Schadstoffen aus der Umwelt und aus dem eigenen Stoffwechsel verseuchten Menschen von heute. Der Zeolith ist ein sanftes Heilmittel für ein neues Zeitalter ohne ein prallgefülltes Arsenal von chemischen Keulen.

Ich habe das türkisgrüne Silikatgestein in den vergangenen zehn Jahren inzwischen bei rund 2.000 Patienten eingesetzt und außergewöhnlich positive Wirkungen auf die Gesundheit beobachten können. Aufgrund des neuen, revolutionären Zerkleinerungsverfahrens (PMA – Panaceo Micro-Aktivierung) des österreichischen Forschers Jakob Hraschan sorgt das Lavagestein für eine bislang nicht für möglich gehaltene Säuberung des menschlichen Körpers.

Mein ganzes Leben als Medizinerin hatte ich nach solch einem Naturstoff Ausschau gehalten, der bei den förmlich explodierenden chronischen Erkrankungen wie Krebs, Diabetes oder Herz-Kreislauf-Leiden erfolgreich eingesetzt werden kann. Es musste einfach etwas geben, um den darbenden Menschen wirksam zu helfen, zumal die Anzahl der neu Erkrankten stetig steigt. Jetzt hatte ich es mit dem Zeolith gefunden! Ich bin inzwischen überzeugt, dass die Entdeckung seiner einzigartigen Eigenschaften zu den größten wissenschaftlich-technischen Errungenschaften unserer Zeit zählt. Als Schulmedizinerin war ich nur allzu oft ratlos angesichts des Heeres von müden, ausgebrannten und zum Teil hoffnungslosen Patienten. Ich war zutiefst verzagt über die Ergebnisse der klassischen Heilverfahren: Operationen, Chemotherapie, Bestrahlungen und Medikamente brachten nicht annähernd das, was ich mir zu Beginn meiner Tätigkeit als Ärztin und vor allem auch als Chirurgin versprochen hatte.

Bei all der Mühe, die sich meine Kollegen und ich gaben, waren die Langzeitergebnisse frustrierend. Die Lebensqualität der Patienten war meist deutlich reduziert und trotz allem Bemühen konnte man oft die Wiederkehr der Krankheit nicht verhindern. Mich deprimierte, dass die Erkrankungsziffern aufgrund unserer industrialisierten, stressigen und unnatürlichen Lebensweise nicht weniger geworden sind, sondern im Gegenteil stark zugenommen haben – und das erschreckenderweise eher bei jungen Menschen. Der moderne Mensch stirbt nicht mehr an Altersschwäche, sondern an den Folgen von Stoffwechselerkrankungen wie Arterienverkalkung, Diabetes oder Krebs.

So zog ich Anfang der 90-er Jahre meine persönliche Konsequenz: Ich quittierte nach 25 Jahren meinen ehemaligen Traumberuf als Chirurgin, um meine eigenen Wege zu gehen. In Zukunft wollte ich die Schulmedizin mit der immer mehr in den Vordergrund tretenden Komplementärmedizin kombinieren.

Als Abschluss meiner Krankenhaustätigkeit besuchte ich die Region Kerala an der Südspitze Indiens, die als das Mekka der Jahrtausende alten Ayurveda-Medizin gilt und studierte anschließend die Tibetische, die Traditionelle Chinesische und schamanistische Naturmedizin. Ich wollte einen Blick hinter die Geheimnisse der Naturheilmedizin werfen, weil ich mir davon neue Ansätze bei der Heilung von Menschen versprach.

Die Entgiftung mit zum Teil exotischen Pflanzen, Mineralien und sonstigen Naturprodukten stand bei allen Therapien mit im Vordergrund, doch heute weiß ich, dass wir gar nicht so weit in die Ferne schweifen müssen, um potente Heilmittel zu finden. Fein gemahlenes, reines Lavagestein, das in unseren mitteleuropäischen Gefilden fast vor der Haustüre zu finden ist, ist wohl das einfachste und effektivste Entgiftungsprodukt auf unserem Planeten. Mit seiner ihm innewohnenden, Jahrmillionen alten Urkraft der Natur kann es bei den unterschiedlichsten Krankheitsbildern erfolgreich eingesetzt werden – und das ohne jegliche Nebenwirkungen und ohne die Gefahr einer Überdosierung. Unzählige internationale Studien belegen inzwischen die positiven Wirkungen auf die Gesundheit des Menschen. Es gibt wahrscheinlich nur wenige Naturprodukte weltweit, die wissenschaftlich so gut erforscht sind. Es erfüllt Kriterien, die normalerweise nur bei den – beileibe nicht nebenwirkungsfreien – Medikamenten der Pharmaindustrie angelegt werden.

Vielleicht werden sich manche Leser fragen, warum sie noch nie von diesem außergewöhnlichen Heilmittel gehört haben. Nun, ich glaube, dass der pharmahörige Medizinbetrieb nicht wirklich an der breiten Bekanntmachung eines solchen revolutionären und preiswerten Naturmittels interessiert ist. Heilen können eben nach wie vor nur teure chemische Stoffe aus der Laborsynthese.

Damit sollte auch die Frage beantwortet sein, warum ich dieses Buch geschrieben habe. Es gilt, ein schreiendes Informationsdefizit aufzulösen – zum Wohle der Patienten, die ein Recht haben, von dieser Innovation zu erfahren. Gefragt ist heutzutage ein mündiger Patient, der sich aus der Hörigkeit der reinen Schulmedizin löst, sein Leben selbstbestimmt in die Hand nimmt und sich vorbeugend um die Erhaltung seiner Gesundheit bemüht. Wenn ich in meiner Praxis sehe, wie beispielsweise als austherapiert geltende  Menschen oder Chemotherapie-Patienten durch den „Stein des Lebens" – begleitet von einer Änderung des Lebensstils – wieder an Lebensqualität und Lebensmut gewinnen, wächst auch bei mir wieder die Freude an meiner Tätigkeit als Ärztin.

Ich wünsche Ihnen, liebe Leser und Leserinnen, viel Inspiration bei der Lektüre des Buches – und denken Sie daran: Die tägliche körperliche und nicht zu vergessen auch geistige Entgiftung ist in unserer ach so zivilisierten Welt längst kein Luxus mehr, sondern eine existentielle Notwendigkeit für ein langes, gesundes, kreatives und freudvolles Leben.

*Dr. med. Ilse Triebnig*

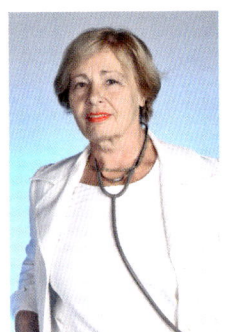

„

*Neueste Studien haben inzwischen ergeben,*
*dass Silizium-Trägerstoffe wie das natürliche*
*Vulkanmineral Zeolith und speziell seine besondere*
*Erscheinungsform „Klinoptilolith" dem Körper helfen,*
*Schadstoffe zu entsorgen und so den Heilungsprozess*
*bei Krankheiten beschleunigen.*

"

# Im Zeolith strömt die Urkraft der Natur

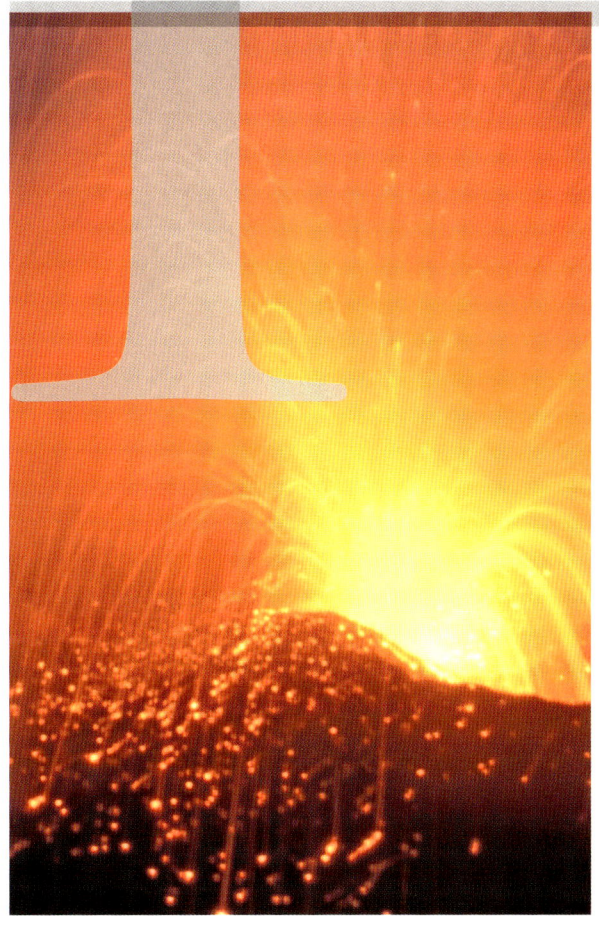

# Im Zeolith strömt die Urkraft der Natur

Kein Zweifel: Paracelsus war ein genialer Heiler. Jedes Mal, wenn der Vater der modernen Medizin in der verträumten Stadt Villach am südlichsten Zipfel Kärntens Erkrankungen wie Verstauchungen, Schwellungen in den Gelenken, einen chronischen Durchfall, Rheuma, nässende Wunden, Blasenleiden oder Magen- und Darmgeschwüre heilte, verstärkte sich sein legendärer Ruf als Magier der Heilkunst. Man munkelte, er habe einen lebensverlängernden Naturstoff entdeckt – ein Universal-Heilmittel, von dem die Alchemisten seit der späten Antike immer wieder sprachen. Diese Medizin sollte auf den Körper heilend, stärkend und verjüngend wirken.

Ob sich hinter der siliziumhaltigen Heilerde, die Paracelsus so gerne als Medizin verwendete, gar der berühmte mystische Stein der Weisen – auch die „Panazee des Lebens" genannt – verbirgt, wissen wir bis heute nicht. Doch die Wissenschaft ist rund 500 Jahre nach dem Wirken von Paracelsus überzeugt davon, dass das Urmineral Silizium (nach Sauerstoff das am häufigsten vorkommende Element auf Erden) essentiell für die Aufrechterhaltung der Gesundheit des Menschen notwendig ist.

Und nicht nur das: Neueste Studien haben inzwischen ergeben, dass Silizium-Trägerstoffe wie das natürliche Vulkanmineral Zeolith – im Besonderen seine besondere Erscheinungsform „Klinoptilolith" – dem Körper helfen, Schadstoffe zu entsorgen und so den Heilungsprozess bei Krankheiten beschleunigt.

## Sanfte Medizin: Zermahlene Lava in Prävention und Therapie

In den letzten Jahren bewährt sich das natürliche Lavagestein mehr und mehr als sanftes, aber umso wirkungsvolleres Heilmittel in der Human- und Veterinärmedizin.

In der Vorbeugung wird es im Kampf gegen
- Umweltgifte
- Schwermetalle
- schädliche Stoffwechselprodukte
- freie Radikale
- Übersäuerung
- und physischen oder psychischen Stress (bei Sportlern und Menschen in der Rekonvaleszenz nach Erkrankungen)
eingesetzt.

In der Therapie findet es unter anderem Anwendung bei Menschen mit
- Osteoporose
- Lebererkrankungen
- entzündlichen Schleimhauterkrankungen, Gastritis oder Reizdarmsyndrom sowie während einer
- Chemo- oder Strahlentherapie
- und bei Menschen mit Krankheitsbildern, die in Zusammenhang mit oxidativem Stress stehen, wie beispielsweise Arteriosklerose, Krebs, Diabetes, grauer Star, bei rheumatischen Erkrankungen, vorzeitiger Alterung, sowie neuro-degenerativen und entzündlichen Erkrankungen.

## Von der Panazee zu Panaceo

Dass mit dem Silizium-Gestein das älteste Heil- und Kosmetikmittel der Welt heute eine solch imponierende Renaissance erlebt und als effektivstes Entgiftungsmittel überhaupt gilt, ist einer raffinierten technischen Erfindung zu verdanken. Ein einzigartiges, patentiertes Zermahlungsverfahren sorgt dafür, dass die robusten Kristalle des Lavagesteins aufgebrochen und so zerkleinert werden können, dass sie im Körper von Mensch und Tier ihre außergewöhnliche Heilwirkung voll entfalten können.

So kommt heute in Villach aus so genannte „Aktivatoren" feinstgemahlenes, hellgrünes Zeolith-Pulver. Ein halbes Jahrtausend nachdem Paracelsus seine geheime Heilkunst mit Elixieren aus Vulkangestein in dieser Stadt in Kärnten so segensreich anwandte, wird dort von einer internationalen Mannschaft aus Forschern unterschiedlichster Disziplinen eine moderne „Panazee des Lebens", also eine Art Universal-Heilmittel, hergestellt: eine Klinoptilolith-Präparaten-Serie mit der Bezeichnung „Panaceo".

Durch eine revolutionäre Feinmahlungs-Technologie (PMA), die auf einer gesteuerten Selbstkollision der Zeolith-Partikel basiert, werden die positiven biophysikalischen Eigenschaften des Naturwirkstoffes noch vervielfacht. (Siehe auch Kapitel „In der Feinmahlung liegt das Erfolgsrezept")

Das so aufbereitete Lavagestein kann seine unglaublichen Fähigkeiten zur Entgiftung und Entschlackung des Körpers in einer Welt voller toxischer Stoffe in Nahrung, Wasser und Luft ideal zur Geltung bringen.

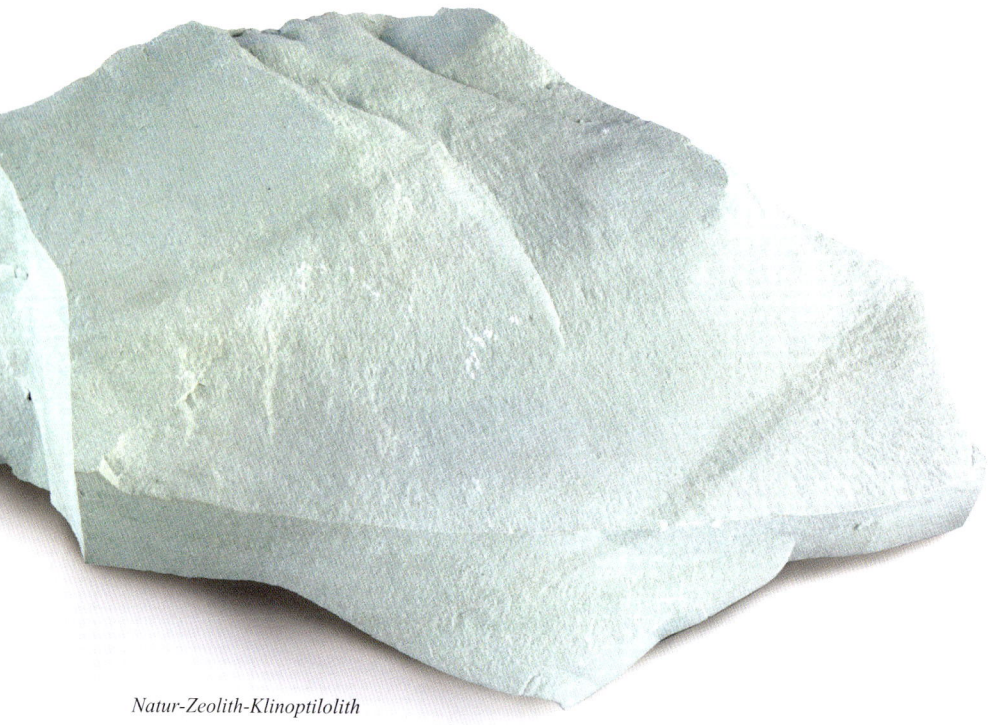

*Natur-Zeolith-Klinoptilolith*

## Siedestein beteiligt an der Entstehung des Lebens

Die Kraft des Natur-Zeolith ist erstaunlich: Forscher haben herausgefunden, dass die erkaltete Lava, das Urgestein unserer Welt, sogar maßgeblich bei der Entstehung des Lebens auf der Erde mitgewirkt hat. Lange hing die Wissenschaft der Hypothese nach, dass das Leben ausschließlich im Wasser entstanden ist. Heute ist klar, dass wohl alle Elemente, also Feuer, Luft, Wasser und Erde, an der Entstehung von Proteinen und Nukleinsäuren, den Grundbausteinen aller lebenden Organismen, beteiligt waren.

Als vor Millionen von Jahren eine Vielzahl von Vulkanen auf der Erde immer wieder ausbrach, war die Zeit der Zeolithe gekommen. Die in der ausgespuckten Asche vorkommenden Alumosilikate und alkalischen Metalle wurden von Winden über die Erde getragen. Wo sie auf Wasser trafen, also beispielsweise an den zerklüfteten Küsten der Meere, kam es zu einer aufregenden chemischen Reaktion. Die Asche brachte das solige, natriumhaltige Wasser zum Sieden.

Wegen dieses Phänomens gab der schwedische Mineraloge Freiherr Axel Frederick Cronstedt im Jahr 1756 dem Lavagestein den Kunstnamen Zeolith, der sich aus den Begriffen „zeo" (griechisch = ich siede) und „lithos" (griechisch = Stein) zusammensetzt. Dies hat damit zu tun, dass Zeolithe beim Erhitzen ohne einen Zerfall des Aluminosilikatgerüsts gebundenes Wasser abgeben; sie „sieden".

Aufgrund der Verbindung von Asche und Wasser bildeten sich schließlich überall auf der Erde dicke Schichten des erstarrten Siedesteins. In seinen Klüften und Felsverwitterungen am Meeresrand wurden dann vermutlich die ersten, aus der Uratmosphäre der Erde herabregnenden Aminosäuren wie in einem Reagenzglas immer wieder aufs Neue durchgemischt. So entwickelte sich aus diesen Aminosäuren, die aus den Elementen der Ursuppe wie Ammoniak, Methan und anderen Wasserstoffverbindungen entstanden waren, organisches Leben. In den kleinen Tümpeln an den Gestaden der Meere gediehen höhere, organische Moleküle – auch weil das Lavagestein durch seine außergewöhnliche Oberflächenstruktur diesen komplexen Prozess des Lebenswachstums als Katalysator ordentlich anheizte.

## Kieselsäure – einziges Mineral mit biogenen Eigenschaften

Die einzigartigen Eigenschaften des mikroporösen Tuffgesteins spiegeln sich auch eindrucksvoll in der biblischen Schöpfungsgeschichte des Menschen. So heißt es im Alten Testament: „Da nahm Gott der Herr, Ton (Lehm) von der Erde, formte daraus den Menschen und blies ihm den Lebensatem in die Nase. So wurde der Mensch ein lebendes Wesen." (1. Mose Genesis 2.7.) Das dem Ton verwandte Zeolith beinhaltet Siliziumdioxid – tatsächlich das einzige Mineral auf der Erde, das über biogene Eigenschaften verfügt.

An dieser Stelle kommt noch ein anderer höherer Aspekt des Zeolith ins Spiel. Sein Grundbaustein ist eine kleine, dreiseitige Pyramide, die sich aus vier Sauerstoffatomen und einem zentralen Silizium-Atom zusammensetzt. Es ist also ein Tetraeder, der sich im Gestein in den unterschiedlichsten Strukturen bis hin zu einem Sterntetraeder (zwei ineinander geschachtelte Pyramiden) wieder findet.

Der Tetraeder gilt in der Heiligen Geometrie, die sich mit den Ursprüngen der menschlichen Existenz beschäftigt, als einer der so genannten fünf „platonischen Körper". Die Lehre geht davon aus, dass sich alle Erscheinungsformen der physischen Welt, angefangen von organischen Zellen über Kristalle bis hin zu Metallen, alle ohne Ausnahme auf diese geometrischen Körper zurückführen lassen.

Eine Aura des Heiligen umweht seit jeher die Kieselsäure enthaltende Lavaerde, die eine ungewöhnliche Widerstandsfähigkeit gegenüber Giften aller Art und auch gegenüber radioaktiver Strahlung aufweist. Dass in ihr die Urkraft der Natur gespeichert ist, glauben heute nicht nur Mystiker und Spiritualisten, sondern auch immer mehr konservative Forscher. Der Grund dafür liegt augenscheinlich in der kristallinen Gitterstruktur des Gesteins.

## Informationen aus Millionen Jahre altem Wasser

Der Zeolith ist nämlich von zahlreichen Kanälchen und Mini-Hohlräumen durchzogen, die eine Größenordnung von rund vier Angström, also 0,4 Nanometer (nm), haben. In dieser Mikrowelt voller Schönheit und Zauber schwimmen über 30 Mineralien wie Kalzium, Magnesium, Natrium und

Kalium in einem viele Millionen Jahre alten, unberührten Kristallwasser. Dieser Mineralien-Mix aus der Vorzeit der Menschheitsgeschichte ist ein wahrer Jungbrunnen für den Menschen. Der Stein hat viele erdgeschichtliche Ereignisse gesehen und die verschiedensten Informationen gespeichert. Kein Wunder also, dass Silizium, der Hauptbestandteil des Zeolith-Klinoptilolith, mit seinem „Erinnerungsvermögen" heute auch als wichtiges Material für den Bau von Computer-Speicherchips dient.

Da Wasser ein Informationsspeicher erster Güte ist, darf trefflich darüber gerätselt werden, welche Urinformationen das Wasser aus dem Zeolith-Kristallgitter für den Menschen von heute bereithält. Vielleicht sind es ja Informationen, die den Körper, der zu einem Großteil aus Wasser besteht, wieder an seinen gesunden Ursprungszustand, sozusagen an seine „Blaupause", erinnern und ihn so zur Selbstheilung anregen.

Der japanische Forscher Masaru Emoto hat mit seinen fantastischen Fotos von Wasserkristallen eindringlich dargestellt, wie eminent wichtig es für den Menschen ist, sein Körperwasser sauber zu halten und darüber lebensbejahende Informationen zu bekommen. (Siehe auch Kapitel „Wasser – die Muttersprache der Erde")

*Einzigartige Kristallgitterstruktur beladen mit Mineralien*

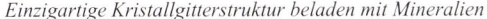

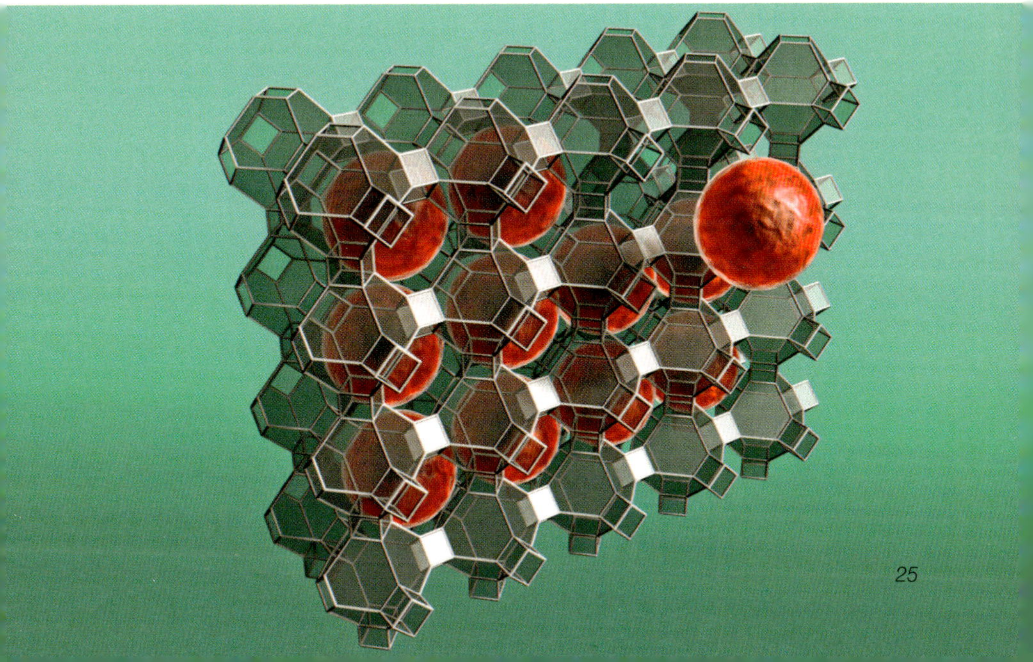

*Die Mülldeponien in unserem Körper loszuwerden,
ist inzwischen zu einer Frage des Überlebens geworden –
vielleicht mehr noch als wachsende Ozonlöcher
oder der Treibhauseffekt aufgrund
der Veränderungen des Klimas.*

# Entgiften – eine Frage des Überlebens

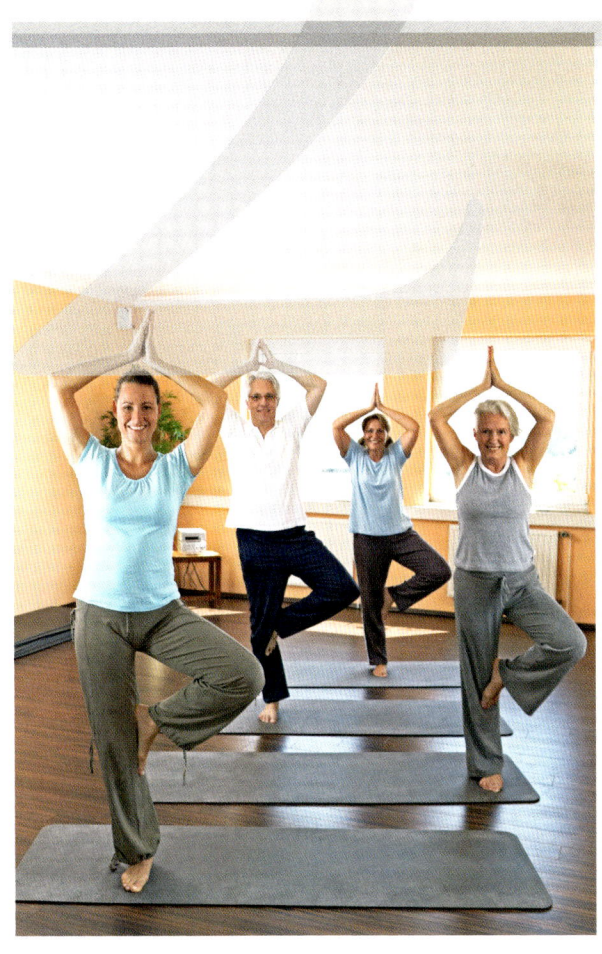

# Entgiften – eine Frage des Überlebens

Wir zahlen heute einen hohen Preis für unseren Fortschritt in Technik, Medizin oder Chemie. Die Fakten in unserer hoch technisierten und industrialisierten Welt sprechen eine überdeutliche Sprache: Die Umweltverschmutzung mit Chemikalien hat innerhalb der letzten 30 Jahre um das Zehnfache zugenommen.

Über die Menschen auf unserem Planeten ergießt sich inzwischen jährlich eine 200 Millionen Tonnen schwere Giftlawine. Täglich spucken Industrie und Verkehr rund 13 Millionen Tonnen von Chemikalien in die Atmosphäre der Erde. Anders ausgedrückt: Jeder Erdenbürger ist im Durchschnitt mit zwei Kilo Gift daran beteiligt.

Wie groß die Gefahr durch Umweltgifte ist, soll folgende Untersuchung exemplarisch aufzeigen:
- Blut- und Urintests der renommierten Naturschutzorganisation World Widelife Fund (WWF) bei 39 Mitgliedern des Europäischen Parlaments und bei 14 Gesundheitsministern europäischer Länder im Jahr 2004 ergaben eindeutige Ergebnisse.
- 13 Mal wurden chemische Rückstandsprodukte von Phthalaten und Perfluorverbindungen nachgewiesen;
- 25 Mal chemische Substanzen wie Flammenschutzmittel, Pestizide und die Chlorverbindungen PCB (polychlorierte Biphenyle).

Die dramatischen Testergebnisse zeigen, dass wir auf einer Zeitbombe sitzen. Die vielfach festgestellten Biphenyle beispielsweise sind giftige und krebsauslösende chemische Chlorverbindungen, die früher in großen Mengen unter anderem als Weichmacher in Lacken, Dichtungsmassen,

Isoliermitteln und Kunststoffen verwendet wurden. Sie gehören zu den zwölf als „dreckiges Dutzend" bekannten organischen Giftstoffen und wurden 2001 weltweit verboten, sind aber nach wie vor überall auf der Erde zu finden – in Gewässern, im Boden, in der Atmosphäre.

## Wir sitzen auf einer Zeitbombe

Auch die Phthalate sind nicht mehr aus unserer Umwelt wegzudenken. Die Giftstoffe sind biologisch nicht abbaubar, gelten als krebserregend und können Männer unfruchtbar machen. Diese Substanz macht Plastik weich und ist unter anderem enthalten in Fußbodenbelägen, Futtermitteln, Kinderspielzeug aus China und in Medizinartikeln wie Spritzen, Infusionsbeuteln, Tablettenüberzügen oder Plastikbechern.

Eine Renaissance erlebt heute auch wieder das längst verbotene Insektenvernichtungsmittel DDT. Es wird wieder verstärkt in Monokulturen eingesetzt und gelangt so über die Nahrung in unseren Körper. Im Übrigen besitzt das Gift eine Halbwertszeit von 80 Jahren – damit bleibt es für viele ein Lebensthema. Immerhin wurde der Stoff im Zweiten Weltkrieg und danach in großen Mengen zur Entlausung eingesetzt – das Gift ist daher als Altlast immer noch aktiv.

Wir alle versuchen gesund zu leben, und doch steht unser Dasein längst unter dem bitteren Motto: Unser tägliches Gift gib uns heute. Luft- und Wasserverschmutzung nehmen rapide zu, synthetische Chemikalien belasten Nahrung, Kleidung und Wohnung. Hinzu kommen radioaktive Substanzen, Lärm, Schlafmangel, Überanstrengung und Bewegungsmangel, Elektrosmog, krankmachende geopathogene Zonen, künstliche elektromagnetische Felder, psychosozialer Stress – und ein Zuviel an Medikamenten, vor allem an Schmerzmitteln. Sie runden mit ihren Nebenwirkungen den galligen Giftcocktail ab.

Keine Frage: Die Mülldeponien in unserem Körper loszuwerden, ist inzwischen zu einer Frage des Überlebens geworden – vielleicht mehr noch als wachsende Ozonlöcher oder der Treibhauseffekt aufgrund der Veränderungen des Klimas.

## Die Klärwerke sind voll

Selbst die wirklich großen Entgiftungskapazitäten des Körpers stoßen nach Jahren der tagtäglichen, schleichenden Belastung früher oder später an ihre Grenzen. Pathogene Stoffe verbleiben vor allem bei Übergewichtigen im Körper und nisten sich dort im Fettgewebe ein. Wir legen Mülldeponien in Form von Knoten an den Gelenken an, versuchen über die Leber, die Haut, den Darm und die Niere schädliche Substanzen wieder loszuwerden, wenn es sein muss auch mit Erbrechen.

Auch im Inneren des Körpers selbst entstehen während der Verdauung und des Stoffwechsels fortwährend zahlreiche Schadstoffe, wie Ammoniak, die eigentlich möglichst schnell entsorgt werden sollten.

Irgendwann werden die Ausscheidungsorgane wie Leber, Niere, Darm und Haut dieser Giftschwemme von Außen und Innen nicht mehr Herr. Der Körper vergiftet sich selbst mit dem eigenen Müll. Die Klärwerke sind voll und verstopft.

Die Folgen kennen wir alle: vorzeitiges Altern, chronische Erkrankungen wie Herz-Kreislaufleiden, Arteriosklerose, Diabetes, Krebs, Darmentzündungen, Hauterkrankungen oder Rheuma sowie der Verlust der Lebensfreude und Lebensqualität.

Die Selbstregulation des Körpers ist außer Tritt geraten, der oxidative Stress – also das Übermaß an freien radikalen Sauerstoffmolekülen – hat sich erhöht. Zudem verschiebt sich das Mineraliengleichgewicht im Körper dramatisch.

Dieses Ungleichgewicht der Mineralien vermindert die Bioelektrizität des Menschen, macht ihn stumpf und undurchlässig und verursacht schließlich die verschiedensten Formen von Erkrankungen.


## Nährstoffe wirken erst nach der Entgiftung

Die an den Zellwandkanälen festsitzenden Schadstoffe wie Schwermetalle verhindern in dieser Phase auch die Aufnahme von Mineralien. Um es deutlich zu sagen: Sie können Ihrem Körper in diesem Zustand soviel Kalzium, Kalium, Magnesium und andere Mineralien zuführen, wie Sie

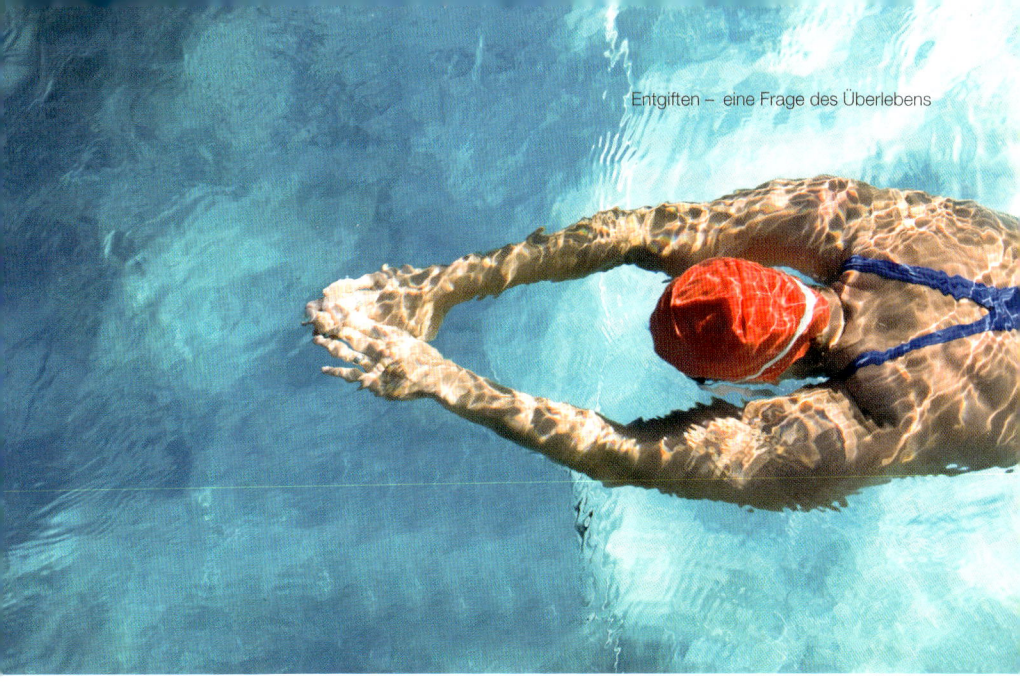

*Ein entgifteter Körper ist leistungsfähiger*

wollen. Die Zell-Rezeptoren sind durch die Giftstoffe besetzt und blockieren die Aufnahme – ihr gut gemeinter Mineralmix wird postwendend wieder ausgeschieden, ohne den geringsten positiven Effekt.

Vor diesem Hintergrund entpuppt sich der aktivierte Zeolith immer mehr als Segen für die Menschheit. Durch seine Fähigkeit des Ionenaustausches leitet er die Giftstoffe aus und hebt damit die Blockade auf. Gleichzeitig führt er der Zelle seine nützlichen Mineralien zu. Wir fühlen uns wieder leistungsfähiger und vitaler.

Entgiften ist das zentrale Gesundheitsthema unserer Zeit. Es gilt, mit sich wieder im wahrsten Sinne „ins Reine" zu kommen – und das körperlich, geistig und seelisch. Wir müssen uns wieder entmüllen, und das noch bevor unser Körper seine Funktionen nicht mehr erfüllen kann.

## Den Alterungsprozess rückgängig machen

Eine regelmäßige, tägliche Entgiftungs- und Entschlackungspraxis ist hier das beste Verjüngungsmittel und die Möglichkeit, den Alterungsprozess nicht nur zu stoppen, sondern sogar wieder teilweise rückgängig zu machen. Wenn die sauren Stoffwechselschlacken aus unserem Körper entfernt sind, kommen die Selbstheilungskräfte wieder voll in Gang und auch schwerste Erkrankungen können nicht nur gelindert, sondern sogar geheilt werden.

Ich bin auf Grund meiner mehr als zehnjährigen Beobachtungen der Überzeugung, dass das aktivierte Lavagestein zur Zeit wohl das einfachste, natürlichste und nachhaltigste Entgiftungsprodukt ist. Dies betrifft sowohl ein bestehendes Giftphänomen, als auch das sofortige Entgiften neuer Herde sowie auch die Vorbeugung des Problems.

Es ist schlichtweg faszinierend zu beobachten, wie Ablagerungen, Schwermetalle und Überreste des Stoffwechsels allein durch die physikalische Anziehungskräfte des Zeolith angelockt und entsorgt werden. Und: Mit seiner ihm innewohnenden Urkraft der Natur kann er bei den unterschiedlichsten Krankheitsbildern erfolgreich eingesetzt werden.

Nachdem ich mich mit der Toxikologie dieser Substanz beschäftigt hatte und somit wusste, dass ich nur nützen und nicht schaden konnte, begann ich zunächst meinen Patienten, die besonders unter den Nebenwirkungen der Chemotherapie litten, das Lavagestein zur Entgiftung zu geben. Die Lebensqualität dieser Menschen besserte sich zusehends.

Parallel dazu beschäftigte ich mich mit der Literatur über den Zeolith aus Russland, Japan und Australien, den führenden Nationen in der Forschung. Je mehr ich darüber las, umso mehr eröffnete sich für mich das Anwendungsspektrum und die Faszination, die von diesem Gestein ausgeht. Es ist seit Langem bekannt, dass Völker, die in Gebieten mit Vulkangestein leben, erstaunlich alt werden.

*Die industriell erzeugte Fabriknahrung*
*lässt uns inzwischen an vollen Töpfen verhungern,*
*während sie uns gleichzeitig*
*mit Zucker und Fett mästet.*

# Das Zelle-Milieu
## muss sauber bleiben

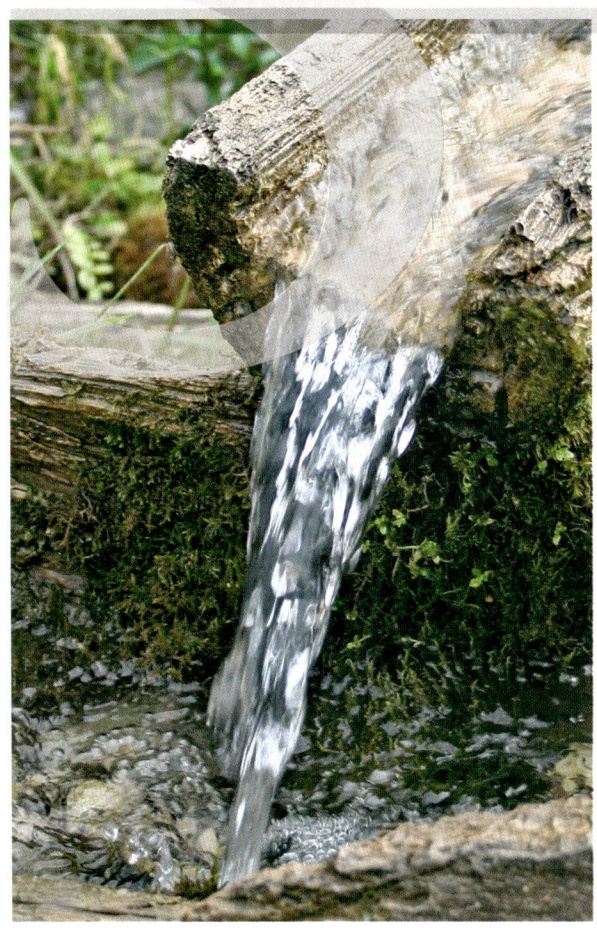

# Das Zelle-Milieu muss sauber bleiben!

Alles in unserem Körper fließt. Ist die Flüssigkeit, die rund 70 Prozent des Körpers ausmacht, rein wie Quellwasser, sind wir gesund. Ist sie trüb wie eine Kloake, so müssen unsere rund 70 Billionen Körperzellen um ihr Überleben kämpfen – entweder sie werden krank, sterben ab oder werden bösartig.

Die Flüssigkeit, in der unsere Zellen eingebettet sind, heißt „extrazelluläre Matrix". Diese durchzieht den gesamten Organismus und umfließt jede Zelle.

Die Matrix oder das Zelle-Milieu ist ein Maschenwerk aus Eiweißzuckermolekülen, die ein Molekularsieb bilden. Eingebettet sind Kollagenfasern, elastische Fasern und Nervenfasern. So genannte Neurotransmitter stellen die Verbindung zu unserem Gehirn her. Der gesamte Stoffwechsel von den Kapillaren zur Zelle und umgekehrt findet hier statt. Die Matrix transportiert Schlacke ab und führt Nährstoffe, Hormone und Abwehrsubstanzen in die Zelle.

Wenn dieses Molekularsieb nicht mehr richtig arbeitet, verschmutzt das Körperwasser und Krankheiten können entstehen. Bei Tumorerkrankungen kommt es zu Regulationsstörungen in der Matrix. Nicht mehr beherrschbare Vergiftungen führen zum Schock und damit zu Regulationsunfähigkeit und schließlich zum Tod.

Die extrazelluläre Matrix von Säugetieren wie des Menschen weist eine enorme Größe auf. Die menschliche Matrix stammt im Übrigen entwicklungsgeschichtlich ebenfalls aus dem Meerwasser. Die Matrix, in der

Nährstoffe fließen und Nerven pulsieren, ist das größte den Organismus ganzheitlich durchziehende System. So hat die Haut eine Ausdehnung von zwei bis drei Quadratmetern, die Atmungsoberfläche der Lunge 80 Quadratmeter und die Schleimhaut des Verdauungstraktes rund 300 Quadratmeter.

Vor diesem Hintergrund kommt der Entgiftung des Körpers eine zusätzliche Bedeutung zu. Besonders nach einer Chemotherapie muss das Molekularsieb der extrazellulären Matrix wieder entgiftet und die Abwehrfunktion wieder hergestellt werden, sonst ist die Metastasierung, also das Streuen des Tumors, programmiert.

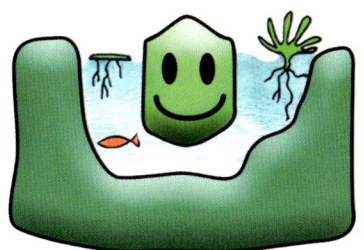

*Ist das Zelle-Milieu rein, geht es der Zelle gut*

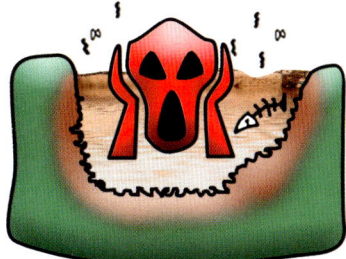

*Ist das Zelle-Milieu verunreinigt, leidet die Zelle und wird krank.*

### Lebensmittel sind Mittel zum Leben

Während wir über den Natur-Klinoptilolith-Zeolith recht schnell eine Remineralisierung und Entgiftung des Körpers herbeiführen können, ist das allein über unsere Nahrung immer schwerer möglich. „Lebensmittel" sind heute oft alles andere als Mittel zum Leben, sondern lichtschwache, tote Materie, die uns vielleicht noch kurzzeitig sättigt, aber nicht mehr richtig nährt. Statt mehr Vitalstoffe zu bekommen, um unsere Gifte abzupuffern, nehmen wir mit unserer Nahrung weniger zu uns als früher.

Die industriell erzeugte Fabriknahrung lässt uns inzwischen an vollen Töpfen verhungern, während sie uns gleichzeitig mit Zucker und Fett mästet und uns tagtäglich mit schädlichen Chemikalien wie Pestiziden, Fungiziden, Herbiziden, Farbstoffen, Konservierungsmitteln und giftigsten Schwermetallen wie Arsen, Blei oder Quecksilber eindeckt.

Obst und Gemüse leuchten farbenprächtig und verlockend auf den Regalen, frisch und makellos – wie viel an Schadstoffen unter der Schale lauert, können wir oft nur erahnen. Künstlicher Käse und mit viel Chemie gefärbtes Fleisch – rosa sieht einfach einladender aus als grau – sind ebenso auf den Märkten zu finden wie verseuchte Fische und schwer belastete Meeresfrüchte, zum Beispiel Muscheln und Krabben. Das Kaspische Meer enthält inzwischen so viele Giftstoffe, zum Beispiel aromatisierte Kohlenwasserstoffe, dass die berühmten Beluga-Störe an Krebs erkranken.

Die industrielle Landwirtschaft mit ihrer Tonnenideologie hat zu einem dramatischen Abfall des Vitamingehalts in den Nahrungsmitteln geführt.

Tests am europäischen Zentrum für Immuntherapie und Immunforschung an der Schwarzwald Privatklinik Obertal in Beiersbronn zufolge verringerte sich der Kalziumgehalt einer Kartoffel in den letzten 20 Jahren um 70 Prozent von 14 Milligramm je 100 Gramm auf vier Milligramm. Der Vitamin C-Gehalt im Spinat schrumpfte um mehr als die Hälfte und der in Erdbeeren um 67 Prozent. Das lebenswichtige Vitamin B 6, das unter anderem die Konzentrationskraft und das Immunsystem stärkt, verminderte sich bei Bananen sogar um 92 Prozent. Der Anteil der Folsäure sackte um 84 Prozent ab. Die Möhren verloren 57 Prozent an Magnesium.

*Nur unbelastetes, frisches Gemüse hilft beim Entgiften*

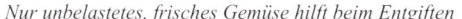

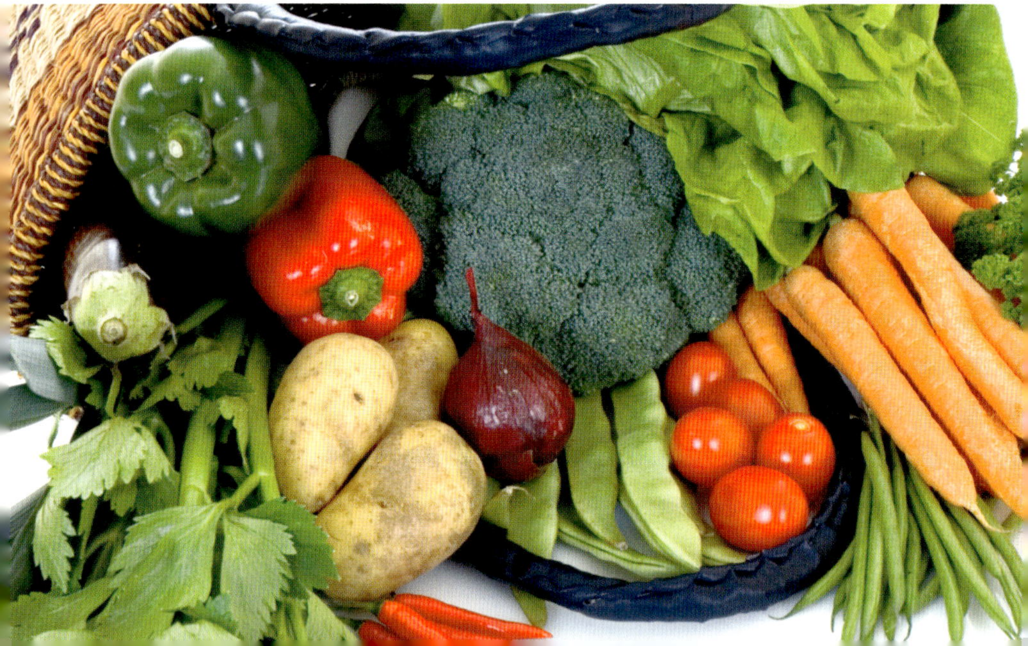

Ein geschwächtes Immunsystem, ständige Müdigkeit, Konzentrationsstörungen und Schlafprobleme sind die Folge der schleichenden Unterversorgung. Vor allem der Körper älterer Menschen kann sich kaum noch regenerieren. Forscher der Universität Heidelberg stellten bei der Untersuchung von 300 Achtzigjährigen fest, dass zwei Drittel unter Vitaminmangel leiden.

*Wasser und Silikate – zu denen der Zeolith gehört –*
*gelten als perfekte Informationsspeicher und*
*auch Informationsüberträger.*

# Wasser – die Muttersprache der Erde

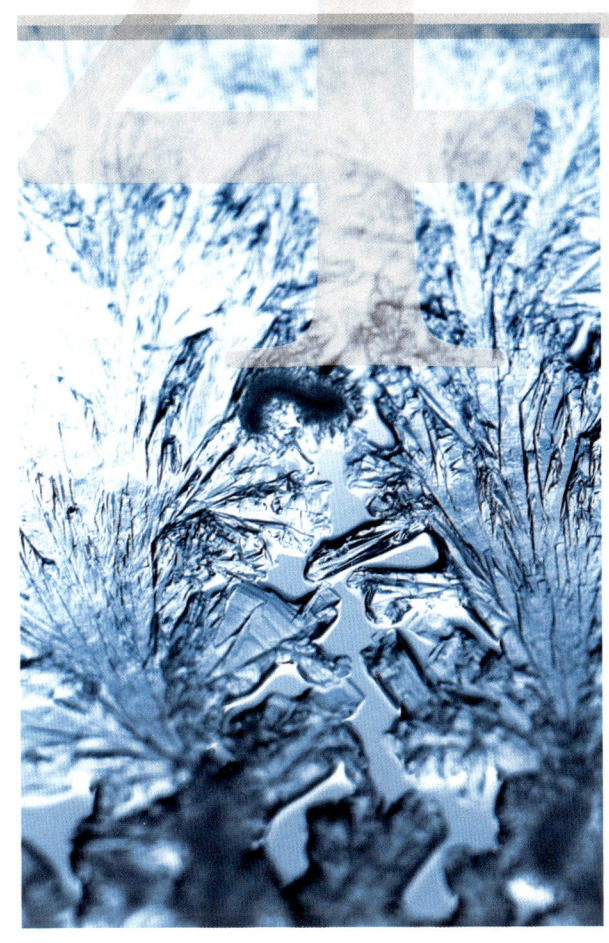

# Wasser – die Muttersprache der Erde

Die Ur-Informationen, die das Zeolith-Gestein in den winzigen Wasser-kanälen seiner Gitterstruktur gespeichert hat, geben dem Körper offen-sichtlich wichtige Signale zur Selbstheilung. Seine unglaubliche physika-lische Fähigkeit, giftige Stoffe förmlich aufzusaugen und zugleich wichtige Mineralien an den Körper abzugeben, machen das Gestein zudem zu einem überlebensnotwendigen Faktor für Mensch, Tier und Umwelt.

Tiere aller Art spüren die positiven energetischen „Ausstrahlungen" von mit Siliziumdioxid angereichertem Gestein und Getränk instinktiv. Bevor sie aus Gewässern trinken, kratzen sie mit ihren Hufen oder Pfoten den siliziumhaltigen Boden auf, verrühren das gelockerte Gestein mit dem Wasser und trinken dieses erst dann. Dieses Verhalten zeigt sich vor allem in der Brunstzeit und bei weiblichen Tieren, wenn sie trächtig sind.

### Perfekter Informationsspeicher

Wasser und Silikate, zu denen der Zeolith gehört, gelten als perfekte In-formationsspeicher und Informationsüberträger. Wenn Sie gewisse Steine wie einen Silizium enthaltenden Bergkristall in ihr Trinkwasser legen, nimmt das Wasser die Informationen des Heilminerals auf und gibt diese dann an den Körper weiter. Auch in der indischen Ayurveda-Medizin ist es durchaus üblich, sich abends einen Kupferbecher mit Wasser ans Bett zu stellen und diesen dann morgens zu trinken, um die Information des Kupfers aufzunehmen.

Die Forschung hat schon lange nachgewiesen, dass das homöopathische Prinzip von Samuel Hahnemann auch physikalisch nachvollziehbar ist. Demnach strahlt jede Materie von sich ab in den umgebenden Raum. Diese Aura, diese feinen Frequenzen, sind nicht elektromagnetischer Art – es sind höhere energetische Informationen. Wenn diese superfeinen Wellen auf einen materiellen Empfänger stoßen, dann übernimmt dieser jene neuen Informationen und gibt sie an sein System weiter.

In diesem Zusammenhang ist auch der britische Arzt Edward Bach zu erwähnen, der davon ausging, dass jede Erkrankung die Folge einer seelischen Gleichgewichtsstörung ist. Er erkannte 38 disharmonische Seelenzustände der menschlichen Natur. Diesen Zuständen ordnete er Blüten und Pflanzen zu, die er in Wasser legte oder kochte. Dadurch sollen die speziellen Schwingungen der Blüten an das Wasser übertragen werden. Aus diesen Flüssigkeiten entstehen dann durch starke Verdünnung die bekannten Bachblütenessenzen.

## Wasserkristall-Fotos zeigen: Körperwasser rein halten!

Es war jedoch erst der japanische Forscher Masaru Emoto, der die Speicherkraft und die rätselhafte Eigenart des Wassers, spezielle Informationen übertragen und aufnehmen zu können, in faszinierenden Wasserkristall-Fotos plakativ darzustellen vermochte. Die Bilder zeigen eindringlich und unmissverständlich, wie wichtig es für die Gesundheit ist, unser Körperwasser rein zu halten – und der Mensch besteht immerhin zu rund 70 Prozent aus Wasser.

Emoto demonstrierte mit den Kristall-Fotos, wie äußere und innere Giftstoffe, aber auch negative Gedanken und Emotionen unser Wasser trüben und wie wir so im wahrsten Sinne des Wortes sauer und schließlich krank werden. In langjähriger Forschungsarbeit und Zehntausenden von Versuchen fand Emoto heraus, dass Wasser nicht nur gute und schlechte Informationen, Musik, Worte, Schriftzeichen, sondern sogar Gefühle und Bewusstsein speichert.

„ Die  Entlastung des Körpers durch das
zerriebene Lavagestein ermöglicht es, diesem mehr Energie
für Leistungserbringung sowie andere Aufbau- und
Regenerationsvorgänge zu verwenden. „

# Perfekter Schwamm
## und Ionentauscher

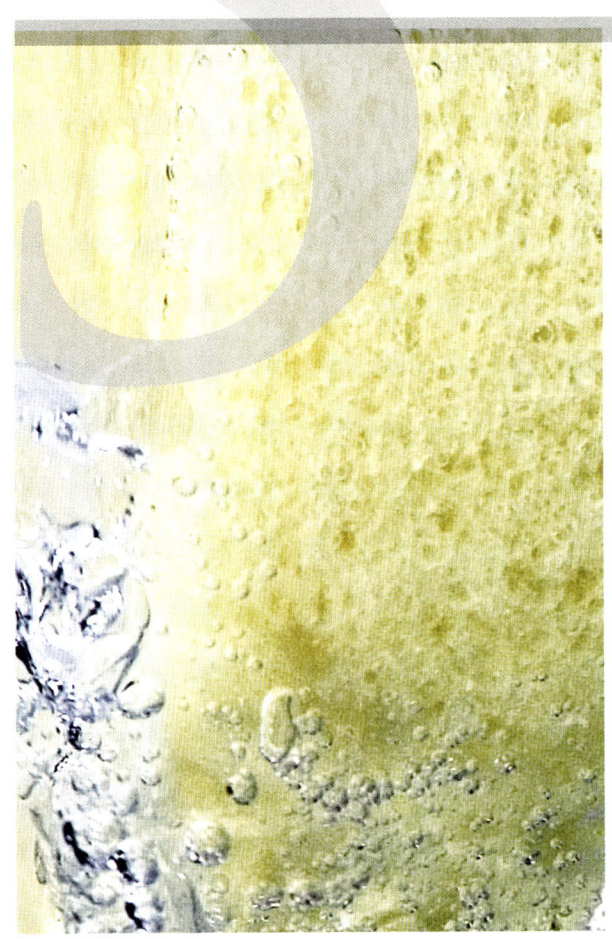

# Perfekter Schwamm und Ionenaustauscher

Der besondere Aufbau der Zeolithe ergibt eine außerordentlich große spezifische innere Oberfläche von sage und schreibe bis zu Tausend Quadratmetern (!) pro Gramm Zeolith.

Die vielen verästelten Tunnel, Kanäle und Hohlräume machen den Zeolith zu einer Art perfektem Schwamm: Dieser saugt giftige Schwermetalle wie Blei, Quecksilber, Cadmium oder Cäsium, aber auch Rückstände von Arzneimitteln oder pathogenen Bakterien und Viren auf, bevor diese in den Blutkreislauf gelangen können.

Dieser unappetitliche Giftcocktail wird dann in der Regel innerhalb von 24 Stunden mit dem Stuhl ausgeschieden. Im Gegenzug gibt das Lavagestein erwünschte Ionen wie Magnesium, Kalzium, Kalium und Natrium an den Körper ab.

Der Ionenaustausch funktioniert deshalb so gut, weil die Schadstoffe eine große Affinität zu den Kristallgittern des Klinoptilolith-Zeoliths haben und die im Kristallgitter befindlichen Kationen stark von den organischen Stoffen im Organismus angezogen werden.

Vom Körper werden interessanterweise nur jene Ionen und auch nur so viele von ihnen dem Mineral entnommen, wie dieser tatsächlich benötigt. Überschüssiger Zeolith wird wieder ausgeschieden. Daher kann das Vulkanmineral nicht überdosiert werden.

Der Entstehung chronischer Krankheiten kann über die Einnahme von Zeolith frühzeitig vorgebeugt werden, da das Selbstheilungssystem des

Menschen positiv beeinflusst wird. Darüber hinaus wird durch die gute Bindung von Ammonium die Leber stark entlastet. Durch die Neutralisierung von so genannten Übergangsmetallen wird zudem auch die Neubildung von freien (Sauerstoff-)Radikalen im Magen-Darm-Trakt um bis zu 50 Prozent reduziert. Durch Adsorption an der Oberfläche ist der Zeolith zusätzlich in der Lage, diverse unerwünschte saure Stoffwechselprodukte, bakterielle Gifte und entzündungsfördernde Stoffe zu binden und auszuleiten.

Die Entlastung des Körpers durch das zerriebene Lavagestein ermöglicht es diesem, mehr Energie für Leistungserbringung sowie andere Aufbau- und Regenerationsvorgänge zu verwenden. Auf diese Weise unterstützt das Mineral auf natürliche Weise die Selbstregulationskräfte und dadurch die Abwehrkräfte des Körpers.

**Die Prinzipien des Filtermechanismus auf einen Blick**

- Umgekehrter Durchgang von toxischen Substanzen aus dem extrazellulären Raum in den Darm.
- Aufnahme von Toxinen, beispielsweise von Lipidperoxiden, durch den Zeolith bereits im Darmtrakt, bevor diese von dort in die Lymphe, den extrazellulären Raum und danach in die Zellen gelangen können.
- Reinigung der Verdauungssäfte.

„ *Die tägliche Eiweiß-Kohlehydrat-Mast*
*kombiniert mit Bewegungs- und Schlafmangel sowie Stress*
*ist der Haupt-Nährboden für schwere Krankheiten*
*wie Krebs, Herzinfarkt, Diabetes,*
*Bluthochdruck und Fettleibigkeit.* „

# Zeolith gleicht Säure-Basen-Haushalt aus

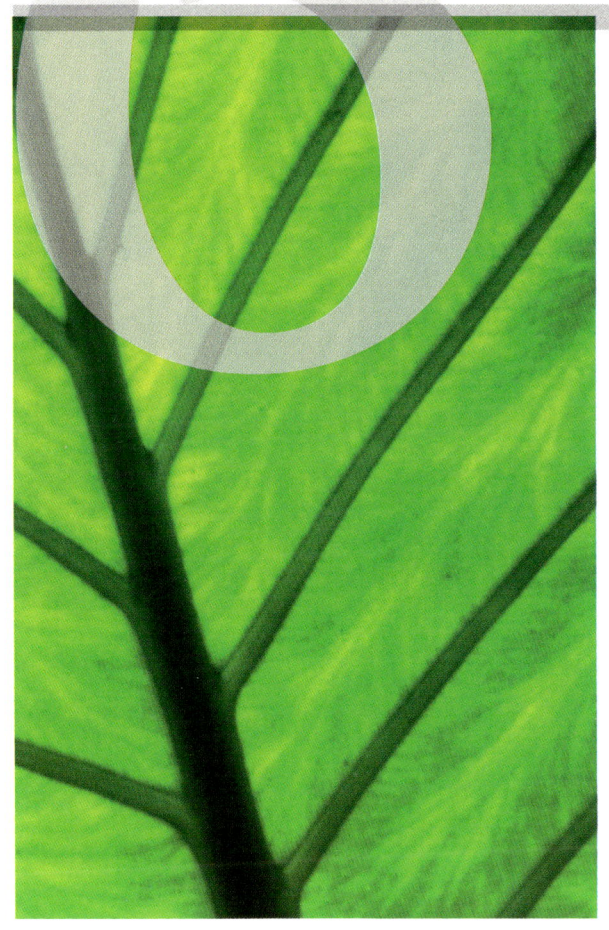

# Zeolith gleicht den Säure-Basen-Haushalt aus

Eine der größten gesundheitlichen Herausforderungen unserer „zivilisierten" Welt ist die Übersäuerung des Körpers. Forscher sind sich darin einig, dass bereits rund 85 Prozent der Europäer an einem übersäuerten Organismus leiden. Der Grund liegt unter anderem in einer unausgewogenen Ernährung mit zuviel Fleisch, Weißmehlprodukten, Zucker, Süßigkeiten, Kaffee, Softdrinks, Alkohol und Nikotin.

Der deutsche Tumor-Biologe Dr. Johannes Coy hat zudem nachgewiesen, dass Glukose und hochraffinierte Kohlehydrate aggressive Krebszellen füttern. Tumore haben einen hohen Zuckerverbrauch. Sie sollten also bereits vorbeugend auf Lebensmittel wie Weißmehl, Nudeln, Kartoffeln und Süßspeisen weitgehend verzichten, die bei der Verdauung viel und schnell Glukose freisetzen.

## TIPP:
Verwenden Sie statt raffiniertem Zucker lieber Stevia oder Ahornsirup.

Die tägliche Eiweiß-Kohlehydrat-Mast kombiniert mit Bewegungs- und Schlafmangel sowie Stress ist der Haupt-Nährboden für schwere Krankheiten wie Krebs, Herzinfarkt, Diabetes, Bluthochdruck und Fettleibigkeit.

Aber nicht nur die Fast-Food-Nahrung lässt unsere rund 70 Billionen Zellen starr vor Säure werden, sondern auch verdrängte Emotionen und ungesunde geistig-mentale Lebenseinstellungen. Der Volksmund sagt nicht ohne Grund: „Ich bin sauer auf dich". Ich werde tatsächlich nicht nur im Geist, sondern in all meinen Körperzellen sauer, wenn ich ständig auf Umstände oder Menschen oder auf die Welt allgemein „sauer" bin.

Der Alltags-Stress allein beispielsweise frisst inzwischen viel Vitalstoffe, so dass ein Defizit entsteht, das über die normale – zudem immer nährstoffärmere Nahrung – meist nicht mehr ausgeglichen werden kann.

## Sauer macht nicht lustig

Grund für eine entgleiste Säure-Basen-Balance sind freie Wasserstoff-Ionen, so genannte „Protonen", die als Säurebildner bis in die letzte Zelle des Körpers vordringen und lebenswichtige Stoffwechselreaktionen verhindern können. Sauer macht also alles andere als lustig, sondern müde und depressiv.

Entstehende Schlackenstoffe, die von den überlasteten Entgiftungsorganen nicht sofort aus dem Körper entfernt werden können, schiebt der Körper in das Bindegewebe, also das überlebenswichtige Grundregulationssystem. Dieses wird in diesem Szenario als eine Art Müll-Zwischenlager vor dem endgültigen Abtransport der giftigen Stoffwechselsubstanzen missbraucht. Meist jedoch wird aus diesem Müll-Zwischenlager ein Endlager mit den entsprechenden Folgen für den Körper. Es ist ein schleichender Prozess, der sich oft über Jahre und Jahrzehnte hinzieht. Der Körper kann nämlich eine Übersäuerung über seine eigenen Puffer (sie halten den optimalen pH-Wert aufrecht) lange ausgleichen. Der pH-Wert ist ein Maß für den sauren oder flüssigen Charakter einer flüssigen Lösung. Gewebe, Harn und Blut haben einen bestimmten pH-Wert – Veränderungen können mitunter lebensbedrohlich sein.

Unsere Gesundheit ist von einem konstanten Säurewert abhängig, speziell dem unseres Blutes. Aber auch der pH-Wert der Gewebe-Puffersysteme sollte nicht aus der Norm fallen. Die stabilen Funktionen von Niere und Lunge spielen hier eine große Rolle. So atmen wir normalerweise über die Lungen in 24 Stunden rund 1,2 Kilogramm Kohlendioxid ab. Bei einer gut durchmischten Kost entstehen so keine Probleme. Kommt es aber infolge einer schlechten Lungenfunktion wie Asthma, einer Raucherlunge oder einer falschen Ernährung zu einer geringeren

Ausatmung von Kohlendioxid, bleibt eine Übersäuerung des Organismus nicht aus – unsere Puffersysteme sind überlastet und der Körper wird krank.

Bei anhaltender Säurezufuhr sind diese Puffer – wie spezielle chemische Substanzen in Blut und Körpersäften – irgendwann am Ende ihrer Kapazitäten angelangt. Dann holt sich der gestresste Körper die zum Ausgleich des Säure-Basen-Haushalts benötigten basischen Mineralstoffe beispielsweise aus den Depots des Körpers wie der Kopfhaut oder den Knochen, was zu Haarausfall und Knochenschwund führen kann.

Die ersten Anzeichen einer Übersäuerung sind chronische Müdigkeit, Abgeschlagenheit, Konzentrationsschwäche und Verdauungsprobleme bis hin zu Migräne, Übergewicht, unreiner Haut oder Cellulite.

### Chlorophyll hilft zusätzlich als Basenbildner

Was hat das mit dem Zeolith zu tun? Nun, durch seine Ionenaustausch-funktion und die physikalischen Wirkungen seiner Kristalloberfläche bindet er die Protonen, also die Säurebildner, bereits im Darm. Er packt das Übel an der Wurzel. So wird die verhängnisvolle Kaskade des Prozesses der Übersäuerung schnell im Keim erstickt.

Die Protonen dringen also gar nicht erst in die Zellen ein. Der hohe pH-Wert, den viele Enzyme und Eiweiße in ihrer unmittelbaren Umgebung für ihre optimale Leistung benötigen, bleibt erhalten. Und das Lavagestein hilft zusätzlich bei der Neutralisierung und Ausleitung bereits bestehender Säure-Herde im Bindegewebe.

Dabei ist zu beachten, dass parallel zur Zeolith-Einnahme dem Körper möglichst viele basische Mineralstoffe zugeführt werden sollten. Diese sind unter anderem in Obst, Gemüse, Salaten, Kartoffeln, Kohl, Nüssen oder Vollkornbrot enthalten. Insgesamt sollte unsere Nahrung zu rund drei Vierteln aus basischen und ein Viertel aus sauren Produkten bestehen.

Unbestritten ist in diesem Zusammenhang beispielsweise die extrem positive Wirkung des „Basenbildners" Chlorophyll, dem grünen Farbstoff der Pflanzen, in der Krebs-Vorsorge. Bereits in den 30-er Jahren des letzten Jahrhunderts hatte der deutsche Nobelpreisträger Dr. Otto Warburg festgestellt, dass in einem sauren Körpermilieu der für den Körper lebenswichtige Sauerstoffgehalt schnell weniger wird. Da der Krebs nur in einer sauerstoffarmen Umgebung existieren kann, findet der Krebs bei einer Übersäuerung optimale Voraussetzungen vor.

Da vor allem auch beim Fasten und bei Diäten vermehrt Säuren entstehen, verhindert die Zugabe von basischer Nahrung wie Chlorophyll in Verbindung mit dem Zeolith die bekannten Kurkrisen und das Verschlechtern der Stoffwechselleistung.

*„Das Lavagestein wirkt im Magen-Darm-Trakt*
*gegen den oxidativen Stress*
*als eine Art ‚biologisches Rostschutzmittel'*
*verlässlich wie ein Uhrwerk."*

# Natürlicher „Rostschutz" gegen freie Radikale!

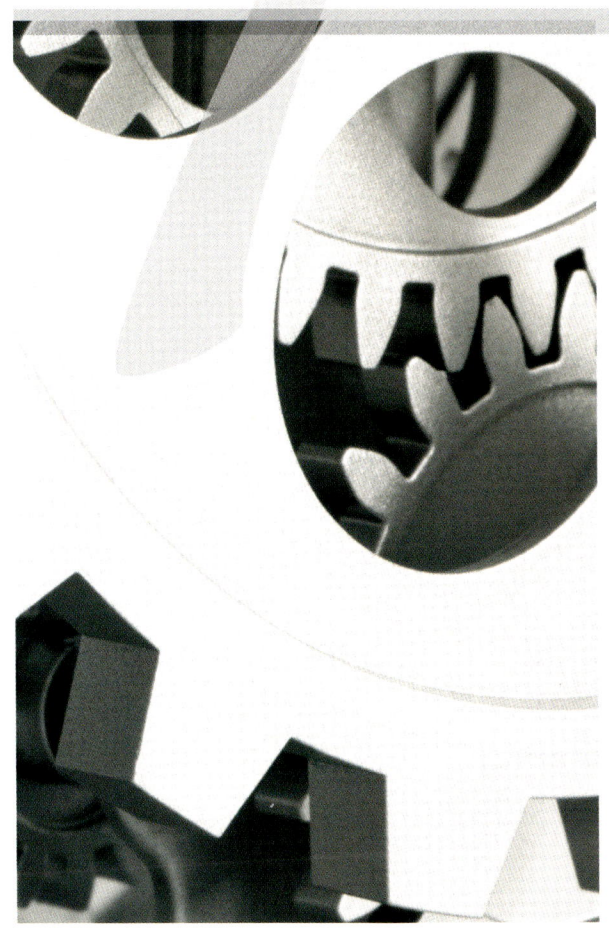

# Natürlicher „Rostschutz" gegen Freie Radikale!

Der Stoffwechsel des Menschen ist die effizienteste Art der Bereitstellung von Energien in unseren Körperzellen. Auf der anderen Seite sorgt die Beteiligung von Sauerstoff, aber auch für die Entstehung von so genannten freien Sauerstoff-Radikalen. Ein gewisses Maß an Radikalen ist notwendig als Schutz gegen eindringende Mikroorganismen.

Ein Zuviel an der reaktiven Sauerstoffspezies (ROS) führt allerdings zur Schädigung der Zellmembran und setzt damit krankmachende Prozesse in Gang (oxidativer Stress). Die Folgen können dramatisch sein:

• Arteriosklerose, Herzinfarkt, Schlaganfall
• Diabetes mellitus
• entzündliche Erkrankungen, Polyarthritis
• Grauer Star
• neurodegenerative Erkrankungen wie Parkinson,
  Alzheimer, Polyneuropathie
• Krebs

Des Weiteren kann der verrückt spielende Sauerstoff vorzeitiges Altern, Erkrankungen der Atemwege, eine Hemmung der Spermienbildung, entzündliche Hauterkrankungen, Melanome und eine erhöhte Anfälligkeit für Virusinfektionen bewirken.

Ein Zuviel an ROS ist bedingt durch Verschmutzung der Umwelt mit Luftschadstoffen, Schwermetallen, Pestiziden, Fungiziden, UV-Strahlung, aber auch durch falsche Ernährung, Alkohol, Nikotin und extremes körperliches Training. Auch die Verstoffwechslung von Antibiotika,

Chemotherapeutika, Paracetamol und anderen Medikamenten kann zur Schädigung von Körperzellen führen. Unser Körper verfügt selbst über Enzyme, um die Radikale entgiften zu können. Doch ihre Arbeit reicht oft allein nicht aus.

Die gute Nachricht ist: Das Naturmineral Zeolith kann die außer Rand und Band geratene Sauerstoffspezies wieder zur Räson bringen und das mit hoher Effektivität. Das Lavagestein wirkt im Magen-Darm-Trakt gegen den oxidativen Stress als eine Art „biologisches Rostschutzmittel" verlässlich wie ein Uhrwerk.

## Zeolith senkt oxidativen Stress um die Hälfte

Unter den nicht-enzymatischen Antioxidantien ist Zeolith sicher eines der wirkungsvollen: oxidativer Stress wird stark reduziert. Im Darm kann der Zeolith über seine mikroporöse Struktur mit ihrer enormen inneren Oberfläche von bis zu 1.000 Quadratmetern pro Gramm und der bereits beschriebenen Ionenbindungskraft die Entstehung von Radikalen stark vermindern und die im Darm entstandenen Lipidperoxide aus dem Nahrungsbrei entsorgen.

Wie ein Schwamm saugt das Mineral nämlich auf rein physikalische Weise Schwermetalle, Schadstoffe, Ammonium und andere Giftstoffe auf, noch bevor diese den Körperzellen Schaden zufügen können. Die Kampfkraft des entarteten Sauerstoffes wird so bereits im Keim erstickt. Schädigungen biologischer Strukturen werden damit deutlich reduziert oder bleiben ganz aus.

Neue Studien haben ergeben, dass Zeolith-Gaben die freien-Radikal-Werte (Neubildung) im Körper in verhältnismäßig kurzer Zeit um rund 50 Prozent senken können!

Die Wissenschaft geht inzwischen davon aus, dass es durchaus sinnvoll ist, stark überhöhte Radikal-Spiegel durch Antioxidantien mit akzeptablen oder fehlenden Nebenwirkungen zu senken und somit die Therapie von Erkrankungen zu unterstützen. Ein starker Nutzen von Antioxidantien ist erwiesenermaßen die Normalisierung von LDL, einem Laborwert, der uns etwas über das Ausmaß der Blutgefäßverkalkung sagt.

Natürliche Vitalstoffe wie Vitamin C, Vitamin E, Carotine, Omega 3-Fettsäuren, Lykopin, Polyphenole, Flavonoide, Glutathion und Selen haben sich in der Vorsorge bewährt. Es ist deutlich geworden, dass der Zeolith gerade im Fall von Patienten, die in klinischen Extremsituationen sind oder nicht fähig sind, den oxidativen Stress mit körpereigenen Enzymen zu neutralisieren, den Therapieerfolg verbessern oder zumindest einen günstigeren Allgemeinzustand verschaffen kann – beispielsweise im Intervall zwischen einzelnen Chemotherapiezyklen.

Der Spiegel an Freien Radikalen kann heutzutage leicht gemessen werden. So bestätigte mir die Laborleiterin der Villacher Privatklinik Dr. Claudia Gunzer, dass bei Untersuchungen von hunderten Patienten festgestellt werden konnte, dass der Radikalen-Pegel im Blut nach der Einnahme von Zeolith deutlich sinkt. Das deckt sich mit meinen Erkenntnissen: Die Patienten verspüren schnell ein verbessertes Allgemeinbefinden und fühlen sich deutlich fitter.

*Meines Wissens nach können zur Zeit
mit keinem anderen Mikronisierungsverfahren
ähnlich gute Ergebnisse erreicht werden.*

# Erfolgsrezept:
# Die PMA-Technologie

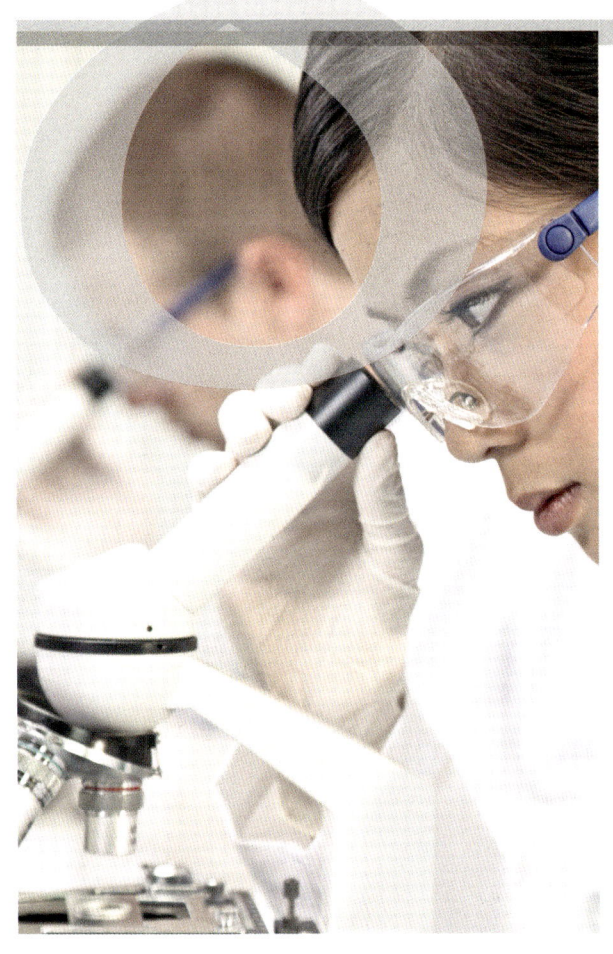

# 1. In der Feinmahlung liegt das Erfolgsrezept: Die PMA-Technologie

Erst mit Hilfe einer hochtechnisierten Feinmahlung kann die Urkraft des Natur-Zeolith für die Gesundheit des Menschen voll genutzt werden. In dem Fertigungsverfahren aus dem Bereich des Maschinenbaus wird das vorgemahlene Lavagestein in superschnelle Luftströme eingeblasen und so lange einer gesteuerten Selbstkollision ausgesetzt, bis die einzelnen Mikro-Partikel einer Anwendung in der Humanmedizin bestmöglich entsprechen.

Die spezielle Micro-Aktivierungs-Technologie (PMA) des österreichischen Unternehmens Panaceo wurde in Kooperation mit zwei führenden italienischen Universitäten erfolgreich erforscht. Die renommierten Wissenschafter Prof. Manna (Uni Rom) und Prof. Memo (Uni Brescia) konnten mit ihren Forscherteams in mehreren Versuchsreihen nachweisen, dass die PMA-Technologie zu einer erstaunlichen Modifikation der Zeolith-Mikrokristalle führt. (Siehe auch das Interview mit Prof. Manna im folgenden Kapitel.)

Das neue Verfahren sorgt für einen deutlich stärkeren Ionen-Austausch, der die positiven Effekte des Naturkristalls deutlich verbessert. Beim zentrifugalen Zermahlungsspektakel wird die Oberfläche des Mikro-Kristalls extrem vergrößert, was die Anziehungskraft für Schadstoffe deutlich optimiert. So kann der feingemahlene Zeolith Gifte im Körper noch besser binden und ausleiten.

Meines Wissens nach können zur Zeit mit keinem anderen Mikronisierungsverfahren ähnlich gute Ergebnisse erreicht werden. Unbehandelter Zeolith mit gleicher Größe zeigte bei den Forschungen an der Universität Brescia eine wesentlich geringere biologische Aktivität.

Es ist bereits lange bekannt, dass bei der Vermahlung mineralischer Stoffe eine Vergrößerung der spezifischen Oberfläche und damit eine erhöhte Aktivität der Kornoberfläche entsteht. Dieses Phänomen ist heutzutage grundsätzlich durch Mahlvorgänge in einer Kugel-, Prall- (Gegenstrahl- oder Spiralstrahl-) oder Schwingmühle zu erzielen. Der „Aktivierungsgrad" oder anders ausgedrückt, der „Anziehungsgrad für Schadstoffe" ist allerdings bei der Mikronisierung mit der neuen PMA-Technologie gegenüber herkömmlichen Mikronisierungsmethoden unvergleichlich höher.

Auch in meiner täglichen Praxis sehe ich immer wieder die verblüffenden Wirkungen der neuen Mahltechnik: So konnten viele meiner Patienten, die aufgrund schlechter Blutwerte zu einer Dialyse sollten, auf die Blutwäsche verzichten, weil sich ihre Werte nach der Einnahme des PMA-Zeoliths innerhalb kurzer Zeit stark verbessert hatten. Nach der Gabe von normal aktiviertem Zeolith hatte sich zuvor kein positiver Effekt gezeigt. Wenn die Mahl-Maschinen zu rotieren beginnen, scheint die Luft vor Energie zu tanzen. Das blassgrüne Lavagestein wird durch die Mitte der Rotoren in den Verarbeitungsraum der Vorrichtung eingesaugt. Es tritt durch die Einwirkung von zentrifugalen Kräften in den Raum zwischen den Ventilatorschaufeln und wird wegen der dort herrschenden Luftströme beschleunigt und kollidiert so mit dem bereits verarbeiteten Material.

Dadurch wird es mikronisiert und durch die Modifikation des Kristallgitters noch zusätzlich negativ geladen. Schließlich wirft die Anlage ein elektrisch hochgeladenes, mehlartiges Pulver mit einer sehr homogenen Partikelgrößenverteilung aus. Dessen kugelförmige Teilchen haben im Schnitt nur noch eine Korngröße von fünf Tausendstel Millimetern (Mikrometer) und eine errechnete aktive Oberfläche von 700 bis 1000 Quadratmeter pro Gramm.

Eine noch kleinere Aktivierung hätte keinen weiteren Vorteil, da die Absorptions- und Ionenaustauschfähigkeit nicht weiter signifikant gesteigert werden kann. Darüber hinaus wird durch diese Partikelgröße – kontrolliert mittels modernster Lasermesstechnik – sichergestellt, dass die kleinen mineralischen „Schadstoffmagnete" aus dem Verdauungstrakt heraus wirken und am Ende ihrer Reise mit Schadstoffen beladen den Körper komplett über den Stuhl verlassen.

*"*

*Die Ergebnisse beweisen,
dass Zeolith eine besonders stabile Bindung
mit den schädlichen Schwermetallen eingeht.*

*"*

# 2. „Aktivierung bringt deutlich stärkeren Ionen-Austausch" – Gespräch mit Prof. Fedele Manna

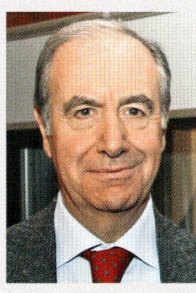

*Univ.-Prof. Dr. Fedele Manna, LA SAPIENZA University of Rome, Faculty of Pharmacy, Department of Chemistry and Technologies of Drug*

Er erforscht den Natur-Klinoptilolith-Zeolith seit Jahren und legte zahlreiche Studien zur Wirksamkeit des Gesteins vor. Lesen Sie ein Gespräch mit dem italienischen Chemiker und Pharmazeuten Prof. Fedele Manna zu den Besonderheiten der Aktivierung und der strukturellen Qualität des Zeolith.

*Herr Professor Manna, welcher Zusammenhang besteht zwischen der besonderen Struktur des Natur-Klinoptilolith und seinen faszinierenden Eigenschaften?*
Das Besondere an der Struktur des Zeoliths sind die unzähligen kleinen Kanäle in seinem Inneren. Diese Kanäle enthalten die negative Ladung und die Elektronen, die die positiv geladenen „freien Radikale" und die Schwermetalle im Organismus binden und ausleiten können. Sozusagen im Austausch gibt der Zeolith für unsere Gesundheit notwendige Ionen wie Magnesium, Kalium, Kalzium und Natrium ab. Was die Toxine betrifft, die uns belasten, wirkt das Gestein hier wie ein Molekülsieb, das die polaren Gebilde, die Toxine aus dem Körper herausfiltert.

*Warum ist es so wichtig, auf Herkunft und Qualität des Zeoliths zu achten?*
Es gibt rund 150 Arten von Zeolith auf Erden. Davon sind nur 40 natürlichen Ursprungs. Die anderen synthetischen Arten werden in der Industrie genutzt. Nur die natürlichen Sorten, und hier insbesondere der Natur-Klinoptilolith-Zeolith, weisen eingeschlossene Sauerstoffbrücken auf. Dadurch sind sie von besonders stabiler, kristalliner Struktur und haben somit eine außerordentlich hohe Bindungsfähigkeit.

*Weiß denn der Zeolith, welche Stoffe er aus unserem Körper aufnehmen soll und welche nicht?*

Mein Team und ich haben uns auf die Interaktion des Natur-Klinoptilolith-Zeolith mit einzelnen Metallen spezialisiert. Die Ergebnisse beweisen, dass Zeolith eine besonders stabile Bindung mit den schädlichen Schwermetallen eingeht. Es gibt sozusagen eine Prioritätenliste, nach der das Naturmineral eine Bindung mit einzelnen Metallen vornimmt. Mit dem für unseren Organismus essentiellen Spurenelementen wie beispielsweise Zink und Kobalt interagiert das Gestein nur in einem sehr geringen Maße. Dass der Zeolith diese Stoffe nicht ausleitet, ist ein weiterer großer Vorteil, denn sie sind für die Enzymprozesse im Körper wichtig.

*Kann man Zeolith mit allen Medikamenten unbedenklich kombinieren?*

Auch zu diesem Thema schlossen wir ein Forschungsprojekt ab und wir können nun belegen, dass Zeolith die Wirkung von Pharmazeutika nicht beeinträchtigt. Es gilt allerdings darauf zu achten, dass ein zeitlicher Abstand zwischen der Einnahme des Medikaments und Zeolith eingehalten wird. Nimmt man das Mineral zwei Stunden nach dem Pharmazeutikum ein, ist man auf der sicheren Seite. Der Hintergrund ist, dass Medikamente dann schon verstoffwechselt sind und der Zeolith deren Aufnahme nicht mehr behindert, da er ja ausschließlich im Darm verbleibt. Das gleiche gilt beispielsweise auch bei einer Eisentherapie. Auch hier muss der Zeolith zwei Stunden danach eingenommen werden, so dass er nicht mehr mit dem Eisen interagieren kann. Beachtet man diese Regeln, kann das Mineral mit allen medikamentösen Therapien kombiniert werden.

*Welchen Stellenwert hat die neue PMA-Technologie im Herstellungsprozess des Zeoliths?*

Bei der Herstellung eines gebrauchsfertigen Zeolith-Produktes in den modernen, neuen Aktivatoren handelt es sich nicht allein um einen bloßen Zerkleinerungsprozess, der zu einer erstaunlichen Vergrößerung der aktiven Oberfläche der Gesteinsteilchen führt. Dieser Vorgang beinhaltet auch eine strukturelle Veränderung der behandelten Zeolith-Partikel mit dem Ergebnis, dass sich die negative Ladung in der Kanal-Struktur erhöht. Daraus resultiert die deutlich höhere Ionenaustauschfähigkeit gegenüber dem nicht-aktivierten oder auch herkömmlich aktivierten Lavagestein. Wir haben zahlreiche chemische Tests durchgeführt, die dies eindeutig belegen.

*Warum wirkt sich der Zeolith so günstig auf den Laktatspiegel aus und schützt Sportler vor Muskelschmerzen?*

Die Bildung von Milchsäure bei körperlicher Anstrengung ist ein physiologisches Zeichen für den Sportler, dass er jetzt unter Stress steht und eigentlich nicht weitermachen sollte. Der Organismus benötigt nun eine gewisse Regenerationszeit, um die Milchsäure wieder abzubauen. Hierbei spielen wieder die „freien Radikale" eine Rolle. Besonders bei den aeroben Ausdauersportarten werden sie vermehrt durch den länger andauernden Sauerstoffverlust gebildet. Der Zeolith bindet diese „freien Radikale".

*Experten empfehlen,
dass Zeolith in jedem Haushalt als Erste-Hilfe-Maßnahme
vorrätig sein sollte.*

# Zeolith neutralisiert
# Radioaktivität

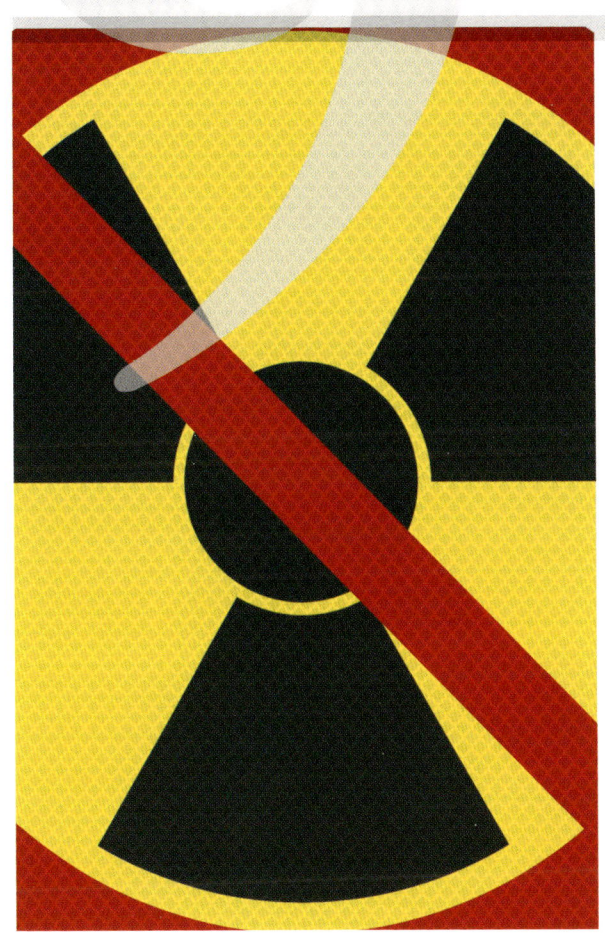

# Wundersame Hilfe:
# Zeolith neutralisiert Radioaktivität

Ohne Vorhersage bebt die Erde, eine riesige Tsunami-Welle rollt über das Land und die Angst vor der unsichtbaren Bedrohung durch Radioaktivität hat uns alle wieder eingeholt. Das geschah im Frühjahr 2011 bei der Reaktor-Katastrophe im japanischen Fukushima. Auch wenn die Bilder aus den aktuellen Nachrichten wieder verschwunden sind, wissen wir doch – die langlebige radioaktive Strahlung ist es nicht.

Der Zeolith ist ebenfalls ein Produkt seismischer Aktivitäten der Erde. Das natürliche Vulkanmineral ist für mich ein Geschenk des Planeten, um sowohl uns vor den Schäden durch Radioaktivität zu schützen, als auch Strahlenverseuchungen unserer Umwelt (wie in der Landwirtschaft) zu lindern, wenn nicht sogar zu beseitigen.

Aus der nuklearmedizinischen Forschung wissen wir, dass Cäsium 137 und Strontium 90 – beides im Bereich des Fallouts besonders häufig vorkommende radioaktive Isotope – für einen deutlichen Anstieg der Erkrankungen an Hodenkrebs (C 137) und Knochenkrebs (Str 90) verantwortlich sind.

Beide Stoffe können nachweislich durch mikronisierten Zeolith im Körper gebunden und ausgeschieden werden. Somit eignet sich die „Königin der Mineralien" hervorragend zur Therapie von Strahlenerkrankungen, die im Zusammenhang mit Reaktorunfällen auftreten.

Cäsium 137 hat die Eigenschaft, Kalium aus dem Stoffwechsel zu verdrängen, Strontium 90 bewirkt das gleiche mit Kalzium. Schwere

Knochenveränderungen sind die Folge. Der Ionenaustausch durch Klinoptilolith-Zeolith arbeitet auf fast wundersame Art effektiv dagegen und stellt dem Organismus zusätzlich seine gesundheitsförderlichen Mineralien zur Verfügung.

Da in Russland die Einsatzmöglichkeiten von Zeolith schon viel länger bekannt und erforscht sind als bei uns in Mitteleuropa, wundert es nicht, dass Zeolith nach dem GAU in Tschernobyl zum Einsatz kam. Sowohl bei der Dekontamination des Bodens, des Wassers und der Nahrung als auch bei der Entgiftung von Menschen und Tieren fand es breite Anwendung.

## Ein „Sarg" aus Zeolith für den Tschernobyl-Reaktor

Besonders eindrucksvoll in die Praxis umgesetzt zeigt sich das Wissen um die Bindungsmöglichkeit radioaktiver Partikel am Einsatz von Tonnen von Zeolith, die heute über dem havarierten Reaktor in Tschernobyl als gigantischer Strahlungs-Schutzwall dienen. Zusätzlich reduzierte sich aufgrund einer Zeolith-Filterung der Cäsium137-Gehalt des Drainagewassers, das zur Kühlung des betroffenen Reaktorkerns genutzt wurde, um 95 Prozent.

(Laut Uni Bern ist der Sarkophag aus Beton und es wurden insgesamt 500.000 Tonnen Zeolithmaterial verwendet. Neben den unten angeführten Anwendungen wurden um den Reaktor Barrieren aus Zeolithmaterial gebaut, um bei Hochwasser die Verseuchung des Flusses zu verhindern.)

Ebenso wurde mit der Waschlösung verfahren, die zuvor zur Reinigung des Bodens im Gebiet rund um den Reaktor genutzt worden war. Auch die Kleidung wurde in dem betroffenen Gebiet in speziellen Waschmaschinen mit einem Wasser-Zeolith-Gemisch gewaschen.

In der Landwirtschaft fand man in den stark betroffenen Regionen vielfältige Anwendungsmöglichkeiten für den zerriebenen Zeolith:

- Gemüse mit einem um 50 bis 70 Prozent geringeren Gehalt an Cs137 und Sr90 konnte geerntet werden, weil es in Gewächshäusern auf zeolithhaltigem Tuff angebaut worden war.

- Fleisch mit einer ebenfalls um 50 bis 70 Prozent geringeren radioaktiven Konzentration erhielt man durch die Klinoptilolith-Beimengung von nur einem bis drei Gramm pro Kilo Körpergewicht.
- Bei Milch verringerte sich die nachweisbare Menge der radioaktiven Stoffe sogar um 80 bis 90 Prozent.

Selbstverständlich erhielten auch die Arbeitskräfte in und um den beschädigten Reaktor Zeolith. Wurde dieser mit der Nahrung aufgenommen, verstärkte sich die Ausscheidung um den Faktor drei bis fünf. Auch 1945 konnten in Hiroshima Tausende Strahlenopfer durch die Beimengung von Zeolith zur Nahrung gerettet werden.

Als Folge von Tschernobyl wurden bei Kindern in der stark verseuchten Stadt Tscheljabinsk stark erhöhte Werte von Cadmium, Kupfer, Nickel und Blei festgestellt. Eine vierwöchige Behandlung mit täglich drei bis fünf Gramm Zeolith ergab eine vollständige Normalisierung dieser Werte. Über die russische Grenze hinaus, bis nach Bulgarien, war die positive Wirkung von Zeolith bekannt. Die Kinder dort wurden vor den Strahlungsschäden geschützt, indem man ihnen Schokolade und Kekse mit einem Gewichtsanteil zwischen zwei und 30 Prozent an Zeolith gab. In der Milchwirtschaft erreichte man durch eine zehnprozentige Beimengung von Zeolith zum Kuhfutter eine 30 Prozent geringere Konzentration von Cäsium137 in der Milch.

## Mineral filtert verstrahltes Wasser in Fukushima

Neben Russland ist Japan das Land, in dem Zeolith und seine gesundheitsfördernden Eigenschaften schon lange bekannt und durch medizinische Studien belegt sind. So wurde nach der mehrfachen Kernschmelze in den Fukushima-Reaktoren rasch an den Einsatz von Zeolith gedacht. Allerdings erst im April 2011, also einen Monat nach der Kernschmelze, wurde über die Mineral-Filterung von kontaminiertem Wasser und den Schutz vor der radioaktiven Strahlung berichtet. Erklärbar ist dies nur durch das nach der Naturkatastrophe entstandene Chaos im ganzen Land. Die ausleitende und vorbeugende Wirkung des Naturminerals kann seine Wirkung aber nur dann voll entfalten, wenn es so früh wie möglich eingesetzt wird.

Über den Therapieverlauf und die Dosierung gibt es dazu hinreichende Untersuchungen, die besagen, dass eine therapeutische Behandlung innerhalb von zehn Tagen nach einem Strahlenunfall beginnen sollte. Besonders wichtig ist diese zeitnahe Behandlung, wenn die radioaktive Belastung nicht durch direkte Bestrahlung, sondern durch die Aufnahme über kontaminierte Nahrungsmittel erfolgte.

Die entgiftende Wirkung kann dabei noch durch die Kombination mit weiteren bekannten ausleitenden Mitteln wie beispielsweise der Spirulina platensis (Blaualge) unterstützt werden. Der Zusatz von Vitaminen (A, B, C, E) hat sich ebenfalls bei der Behandlung von Strahlen-Erkrankungen, aber auch in der Prävention potentiell gefährdeter Menschen, als günstig erwiesen.

Die Erfahrungen aus den Unfällen in Tschernobyl und Fukushima legen nahe, dass im weiteren Umfeld von Kernkrafttechnik ausreichend Klinoptilolith-Zeolith bereitgehalten werden sollte, um sowohl die gefährdete Bevölkerung als auch die Quellen ihrer Nahrungsgrundlage – nicht zuletzt das Wasser – frühzeitig zu behandeln. In den USA scheint diese Nachricht bereits angekommen zu sein: Dort haben Behörden längst begonnen, tonnenweise Zeolith einzulagern, um nach radioaktiven, nuklearen Unfällen rasch handeln zu können.

Experten empfehlen, dass Zeolith in jedem Haushalt als Erste-Hilfe-Maßnahme vorrätig sein sollte.

Im Falle einer Umweltkatastrophe, sei sie ausgelöst durch Radioaktivität, Dioxin oder andere Giftstoffe, zähle jeder Tag. Die Gefahren sind allgegenwärtig: Allein Cäsium 137 hat eine Halbwertzeit von 30,1 Jahren, wird also noch lange dort, wo es sich niedergeschlagen hat (wie in Gemüse, Pilzen und Tierfutter) wiederzufinden sein – und so gelangt es auch schnell in unseren Organismus.

Hinzu kommt, dass in Zeiten der globalisierten Lebensmitteltransporte die Wege für durch Radioaktivität kontaminierte Nahrung kurz geworden sind. Die Gefahr lauert auch direkt vor der Haustüre: So haben Untersuchungen gezeigt, dass Cäsium und Strontium im Fleisch von Wildtieren, also von Hirschen, Rehen oder Wildschweinen, nachweisbar ist.

*"Richtig ist eine fruchtbare Zusammenarbeit zwischen der Schulmedizin und komplementären Heilverfahren im Sinne der Erkrankten!"*

# Medizinische Anwen- dungen des Zeolith

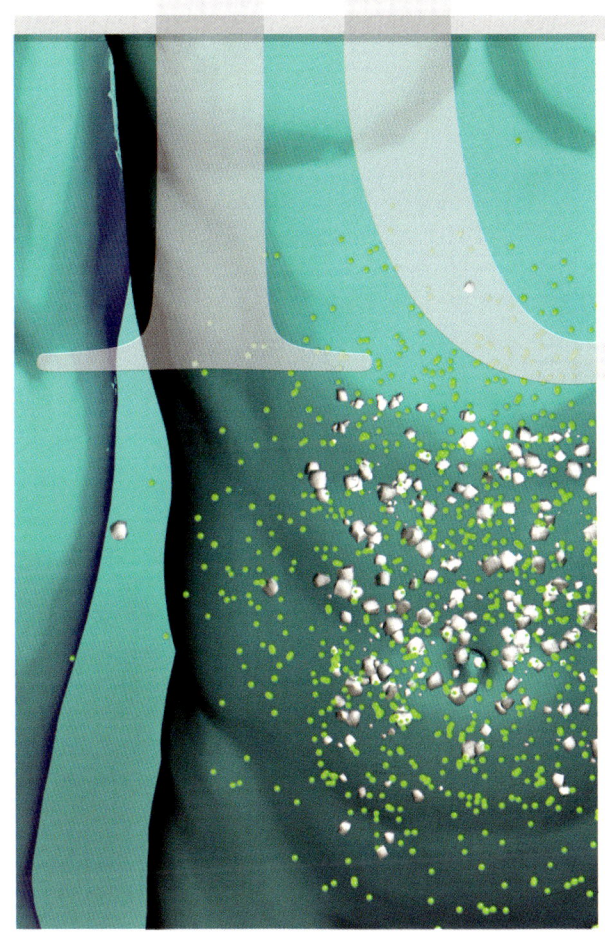

# Medizinische Anwendungen des Zeolith

## 1. Effektiver Helfer bei Chemo- und Strahlentherapie

Es ist ein schöner Sonntagmorgen, als mich der verzweifelte Anruf einer Patientin erreicht. Die junge Lehrerin aus Wien war am Vortag nach einer Chemotherapie in einem beschwerdefreien Zustand aus dem Krankenhaus entlassen worden. Nun quälen sie fast von einem Moment auf den anderen schier unerträgliche Schmerzen. Die Knochen, die Muskeln, die kleinsten Berührungen an ihrer Haut – alles schmerzt sie.

Ich kenne diese herzzerreißenden Hilferufe seit Jahrzehnten und versuche stets den Patienten zu helfen, sobald als möglich nach einer Chemotherapie wieder einen lebenswerten Zustand zu erreichen. Zumeist beginnen die Beschwerden am dritten oder vierten Tag nach der Behandlung und sie können oft bis zur nächsten Chemotherapie andauern. Die Erkrankten verlieren an Gewicht, fühlen sich schlapp, ausgelaugt und sind oft so niedergeschlagen, dass sie die Therapie am liebsten sofort abbrechen möchten.

Es wäre aber sicher falsch, die Chemotherapie in Bausch und Bogen zu verdammen – ohne sie würden unsere Leukämiekinder wie die Fliegen wegsterben, ebenso alle an Lymphknotenkrebs Leidenden und viele andere mehr. Falsch wäre es ebenso, die auf die Natur setzende Komplementärmedizin zu verurteilen, die den Patienten über die schwierige Phase der Chemo- oder Strahlentherapie hinweghelfen und auch Schlimmeres wie beispielsweise die Polyneuropathie, eine schwere Nervenerkrankung, verhüten kann.

Richtig ist eine fruchtbare Zusammenarbeit zwischen der Schulmedizin und komplementären Heilverfahren im Sinne der Erkrankten!

Chemotherapeutika sind Zellgifte, die die Aufgabe haben, sich schnell teilende Zellen – also Tumorzellen – zu vernichten. Leider werden dabei auch gesunde Zellen des blutbildenden Knochenmarks und Zellen der Mund- und Darmschleimhaut abgetötet.

So genannte „entartete" Zellen vermehren sich unkontrolliert. Bei gesunden Zellen laufen Wachstum, Reifung, Teilung und Zelltod geregelt ab. Die Tumorzelle aber teilt sich rasant, nimmt sich, was sie braucht und erliegt ohne entsprechende Therapie nicht dem natürlichen Zelltod. Sie zerstört vielmehr gesundes Gewebe und versucht über den Blutweg oder über die Lymphbahnen schnell Tochtergeschwülste abzusetzen, also Metastasen, die sich ihrerseits wieder vermehren können.

Metastasen sind hinterlistige Gebilde, die oftmals auf eine bereits erfolgreiche Therapie anders reagieren als der ursprüngliche Tumor. So können Metastasen durchaus auf eine Anwendung mit Antihormonen nicht ansprechen, obwohl dieselbe Therapie beim Tumor zuvor gut angeschlagen hat.

## Den Teufel mit dem Beelzebub austreiben

Deshalb war die Medizin zu Anfang des letzten Jahrhunderts von der Möglichkeit begeistert, nicht nur die Operation gegen Krebs einsetzen zu können, sondern auch Zellgifte aus der Natur. Das Gift der Herbstzeitlose und das Gift aus der Rinde der Eibe sind ein gutes Beispiel dafür.

Der Sinn der Chemotherapie ist es, entartete Zellen im ganzen Körper abzutöten. Die Strahlentherapie dagegen wirkt lokal, beispielsweise im Tumorbett.

Nach rund 75 Stunden haben die Chemotherapeutika ihre Schuldigkeit getan und zerfallen in einzelne giftige chemische Substanzen, die beim Patienten nun die bekannten Leiden wie Übelkeit, Brechreiz, Schmerzen oder Geschmacksstörungen verursachen.

Ausgehend von dem gesundheitlichen Allgemeinzustand können gerade die häufig erheblichen Nebenwirkungen sehr belastend für den Patienten sein. Von guter Verträglichkeit über Unwohlsein, dem bekannten Haarausfall bis hin zur totalen Erschöpfung und Auszehrung reicht die Bandbreite der möglichen Nebenwirkungen. Diese können schließlich eine Intensität erreichen, die eine Unterbrechung oder gar den Abbruch der Therapie erforderlich machen.

Selbstverständlich ist dies ein Zustand, der weder vom Patienten noch vom behandelnden Arzt erwünscht ist, stellt er doch den Erfolg der Therapie und damit die Genesung in Frage. Letztendlich ist es eine Gratwanderung zwischen dem erwarteten Heilerfolg der chemischen Keule und der leider oft damit einhergehenden Zerstörung des Immunsystems mit einer nachfolgenden Metastasierung. Es besteht also die stets latente Gefahr, den Teufel mit dem Beelzebub austreiben zu wollen.

Meine Suche galt also immer schon einer Therapieform, die die unerwünschten Begleitumstände minimieren oder sogar verhindern könnte. Ich möchte hier auch kurz auf die Gefahr und den Sinn und Unsinn von Impfungen während einer Chemotherapie eingehen. So bin ich der Ansicht, dass Lebendimpfstoffe nicht verabreicht werden sollten, da das geschwächte Immunsystem eine Infektion nicht abwehren kann – und Totimpfstoffe sind speziell bei Gabe des gebräuchlichen Zytostatikums „Cyclophosphamid" unwirksam.

## Schlimme Nebenwirkungen verhindern

Vor allem die Leber, unser größtes Entgiftungsorgan, ist durch die Chemotherapie gefordert und oftmals überfordert. Große Müdigkeit, das Bedürfnis zu liegen oder zu schlafen, Appetitlosigkeit und Weltverdrossenheit bis hin zur Depression können die unangenehmen Folgen sein.

Eine der üblen Nebenwirkungen der Chemotherapie ist die schwere Beeinträchtigung der normalen Darmflora. Das mit der Therapie verabreichte Cortison tut ein Übriges, um die Barrierefunktion der Darmflora zu zerstören und pathogenen Keimen und Pilzen großzügig Tür und Tor zu öffnen.

Als ich vor über einem Jahrzehnt Zeolith kennen lernte und die Eigenschaften dieses natürlichen Gesteins studierte, war es für mich eine Selbstverständlichkeit, dieses sofort bei meinen Patienten einzusetzen.

Zeolith fungiert wie bereits erwähnt wie ein Schwamm, der beginnend von der Mundschleimhaut bis zum After im Körper alle Schadstoffe aufsaugt und entsorgt. Es fegt unsere Eingeweide faktisch sauber, ohne dabei in die Körperzellen einzudringen. Gleichzeitig gibt es im Tausch wichtige Mineralien an den Körper ab. Diese Funktion verbessert indirekt auch das Immunsystem und hilft der Leber und der Niere bei der Entsorgung von Giften. Der Zeolith reinigt den Darm und bereitet so den Boden für Pro-biotika, die die normale Darmflora wieder aufbauen.

Das aktivierte Lavagestein ist auch in der Lage, die hochgiftigen freien Radikale, die sowohl bei der Chemo- als auch bei der Strahlentherapie entstehen, zu entsorgen. Das Siliziumdioxid kann zugleich auch der entstehenden Übersäuerung des Körpers erfolgreich Paroli bieten.

Es ist wahrlich keine leichte Aufgabe, einerseits Tumorzellen zu vernichten und andererseits mit demselben Präparat die gesunden Körperfunktionen nicht zu stören, kybernetische Gleichgewichte ins Schleudern zu bringen und das Risiko eines Zweitkarzinoms auf sich zu nehmen.

Es kann nicht oft genug betont werden, dass vor diesem Hintergrund sowohl der mündige Bürger als auch das staatliche Gesundheitswesen und die chemische Industrie aufgerufen sind, entsprechende Vorsorge zu treffen und Krankheiten erst gar nicht entstehen zu lassen. Getreu der Devise: Vorbeugen ist besser als Heilen.

Die ersten faszinierenden Forschungsarbeiten, die mir im Zusammenhang mit dem Zeolith in die Hände fielen, stammten vom international renommierten kroatischen Professor für Molekularbiologie Kresimir Pavelić. Auch die wissenschaftlichen Studien des Berliner Professors Karl Hecht über die unglaublichen Effekte des Silikatgesteins verschlang ich regelrecht.

Diese Fachliteratur und Studien an der Universität Wien, die ich mitverfolgen konnte, beflügelten mich, den Zeolith weiter an meinen Patienten auszuprobieren. So konnte ich im Laufe der Jahre die großen Vorteile des speziell vermahlenen Steines für Krebspatienten auch sehr genau dokumentieren.

Es ist für mich schlichtweg deprimierend, dass die Zahl der Krebs-erkrankungen ständig zunimmt, obwohl es immer mehr potente Medika-mente wie Zellgifte, monoklonale Antikörper, Antihormone oder Angiogenese-Hemmer gibt. Dabei versucht die klassische Medizin tagein und tagaus, einen bereits entstandenen Schaden zu kurieren, statt die Ursachen des Übels zu beseitigen. Damit meine ich vor allem die stetig steigende Zahl von Krebs fördernden Umweltgiften, die trotz Verboten noch immer auf dem Markt sind, sowie schädigende Strahlen und radioaktive Abfallprodukte.

Der Zeolith kann in diesem Zusammenhang dem Menschen mit seiner Entgiftungsfunktion segensreich weiterhelfen, wie es in der Tierhaltung, aber auch in der Industrie (bei Filteranlagen) schon lange bekannt ist. Es gilt: Entgiftung und Entschlackung ist die Basis des Gesundbleibens!

Ich kontrollierte bei meinen Patienten jeden Monat nicht nur die Anzahl der roten und weißen Blutkörperchen, sondern auch die Leber- und Nieren-werte, sowie die Elektrolyte. Bei Patienten, die von Anfang an den Zeolith einnahmen, fiel mir Folgendes auf:

- Die entzündete Mundschleimhaut und das Zahnfleisch heilten in kürzester Zeit ab oder machten überhaupt keine Probleme mehr.
- Die Verdauung funktionierte einwandfrei; weder Durchfall noch Ver-stopfung plagte die Patienten. Auch die Gabe von Leinöl und Kurkuma sind hier angezeigt.
- Die Leberwerte blieben im Normbereich oder zeigten nur eine geringe Erhöhung kurz nach Verabreichung der Chemotherapie. Dadurch waren die Patienten in der Lage, heilsame Spaziergänge zu machen.

Bewegung ist ein wichtiges Kriterium zur Stärkung der Naturkillerzellen. Die Patienten konnten auch wieder leichte Kost essen und ausreichend trinken. Ein wichtiger Punkt, denn sehr oft können die Erkrankten nach der Therapie nicht einmal einen Schluck Wasser zu sich nehmen.

Eine ausreichende Flüssigkeitsaufnahme ist besonders für die Nieren wichtig, da sie sonst die aus dem Purinstoffwechsel anfallenden giftigen Produkte nicht genügend ausscheiden können. Gichtanfälle kommen nicht selten vor, obwohl schon zusammen mit der Chemotherapie Infu-sionen für die Niere gegeben werden.

Der Zeolith ist auch, wie schon angedeutet, im Stande, Ammoniumbasen zu entsorgen – ein sehr entscheidender Faktor bei der Entgiftung des Körpers. In den Hohlräumen der Zeolithkristalle werden Ammoniak, freie Radikale und Schwermetalle gebunden und mit dem Stuhl ausgeschieden.

Der Zeolith als Salbe aufgetragen heilt die so genannte „iatrogene Akne", wie sie bei einer monoklonalen Antikörpergabe vorkommt, innerhalb von rund 24 Stunden spätestens jedoch 48 Stunden ab. Der hohe Kieselsäureanteil verbessert auch die Qualität von Haut, Nägel und Haaren. Es ist oft eine schwere psychische Belastung für die Betroffenen, wenn ihre Nägel aufsplittern, brechen oder gar die Nagelplatten ganz abfallen.

## Was das Naturmineral so wirkungsvoll macht

Von über 2000 dokumentierten Patienten-Fällen aus 10 Jahren klinischer Praxis wählte ich schließlich einen repräsentativen Querschnitt von 150 Fällen aus, die systematisch ausgewertet wurden. Dabei erfasste ich folgende positiven Wirkungen und möglichen Anwendungsbereiche des Zeoliths in der Medizin:

• Das aktivierte Lavagestein stärkt das Immunsystem aufgrund der Stimulation des Wachstums von Makrophagen, also von Fresszellen.
• Positiver Einfluss auf die Leberfunktion, sprich auf die Entgiftung des Körpers aufgrund seiner Ionenaustauschfähigkeit.
• Guter Effekt auf die Blutfettwerte.
• Der positive Einfluss auf die chemotherapeutisch bedingte Nervenerkrankung Polyneuropathie, für die es bisher keine wirksame Therapie gab.
• Die Zufuhr von lebenswichtigen Mineralien aufgrund seiner Ionenaustauschfähigkeit.
• Die äußerst starke antioxidative Wirkung.
• Die große Hydrophilie, also die Fähigkeit, Flüssigkeiten aufzusaugen, um dadurch Schwellungen und Schmerzen zu lindern.
• Die Fähigkeit zur schnellen Blutungsstillung.
• Die Neutralisierung von üblen Gerüchen und Gasen.
• Die Fähigkeit, Wunden schneller heilen zu lassen.
• Die Beeinflussung von guter Knorpel- und Knochenbildung.

In diesem Zusammenhang ist der Hinweis wichtig, dass diese positiven Ergebnisse nur mit dem natürlich vorkommenden und aktivierten Klinoptilolith-Zeolith erreicht werden können. Synthetisch hergestellter oder nicht kontrollierter Zeolith sollte nicht beim Menschen angewendet werden.

## Praktische Anwendung und Dosierung bei Chemotherapie

Einige der positiven Wirkungen des Zeoliths möchte ich nun an konkreten Erkrankungen und ihren Symptomen darstellen. Dabei werde ich insbesondere auch auf die praktische Anwendung sowie Dosierungen eingehen, aber auch einige Patienten und Kollegen mit ihren Fallbeispielen zu Wort kommen lassen.

Generell erfolgt eine Behandlung mit Zeolith immer in den Pausen zwischen den chemo- beziehungsweise strahlentherapeutischen Behandlungen. Mittlerweile ist auch durch Studien hinreichend belegt, dass der Zeolith die Wirkung der krebstherapeutischen Medikamente in keiner Weise beeinträchtigt.

Um das Allgemeinbefinden zwischen den Therapie-Intervallen zu verbessern und somit den Erholungswert der Pausen zu steigern, nehmen die meisten meiner Patienten an den Chemotherapie freien Tagen drei Kapseln Zeolith morgens und abends ein. Bei erhöhten Leberwerten wird die Dosis auf 3 x 3 Kapseln täglich erhöht.

Als Erhaltungsdosis empfehle ich bis zu zwei Jahre nach Ende der Chemotherapie 3 x 2 Kapseln täglich. Die Gefahr der Rückkehr des Krebses ist während dieses Zeitraumes noch deutlich erhöht. Die Statistik sagt, dass von jeder zehnten Frau, die an Brustkrebs erkrankt ist, jede dritte einen neuen Tumor entwickelt. Eine laufende Ausleitung der Giftstoffe und zugleich Stimulierung der Makrophagen – also des Immunsystems – ist während dieses Zeitraumes sehr sinnvoll.

Die Wirkungen des Zeoliths sind bisweilen einfach nur fantastisch zu nennen. Eines Tages stand da beispielsweise ein bekannter Jazztrompeter in meiner Praxis, den die Schulmedizin als austherapiert zum Sterben entlassen hatte. Der Mann in mittleren Jahren hatte einen Tumor in der Leber, die Chemotherapie hatte ihn vollständig ausgelaugt, seine Lebensfreude war dahin.

Nachdem er das Zeolith-Pulver sechs Wochen genommen hatte, waren die Leberwerte wieder im Normbereich. Nach drei Monaten hörte sein Tumor auf zu wachsen. Die bösartige Geschwulst wurde vom umgebenden Gewebe abgekapselt und schrumpfte schließlich. Heute genießt der Musiker zu meiner Freude wieder eine ausgezeichnete Lebensqualität.

## Flüssigkeiten werden schnell aufgesogen

Beginnend bei der hydrophilen, Flüssigkeit aufsaugenden Wirkung des Zeoliths, die sich besonders bei allen die Schleimhäute betreffenden Beschwerden bemerkbar macht, zeigt sich sehr schnell eine Linderung – der Allgemeinzustand des Patienten wird stabilisiert. Die Stomatitis, die Schwellung der Mundschleimhaut, ist beispielsweise eine recht häufig auftretende, unangenehme Begleiterscheinung der Chemotherapie.

Schon durch eine einfache Mundspülung mit einer Zeolith-Lösung kann hier dem Patienten rasch große Erleichterung verschafft werden. Schmerzen bei der Nahrungsaufnahme werden deutlich gemildert, der Organismus wird mit Nährstoffen versorgt und das Essen wird wieder als Ausdruck von Lebensbejahung empfunden.

Bei allen Beschwerden des Mundinnenraums wie Schwellungen, Entzündungen und Zahnfleischbluten nach einer Operation rate ich zu folgender Einnahmepraxis und Dosierung:
Patienten mit Schwellungen der Mundschleimhaut profitieren am meisten vom Zeolith-Pulver, das in Tee aufgelöst wird. Die Dosierung des Pulvers: 2 bis 3 Mal täglich ein Messlöffel mit drei Gramm in Wasser oder Salbeitee auflösen und mehrmals täglich spülen und dann ausspucken. Zusätzlich kann bei stark betroffenen Stellen das Pulver auch direkt aufgetragen werden (2 Mal täglich).

## Hilfe bei Magen- und Darmerkrankungen

Der hydrophile Effekt tritt auch bei allen gastritischen, also die Magenschleimhaut betreffenden Symptomen auf. Magenschmerzen und Sodbrennen werden gemildert. Ebenso werden alle Beschwerden im Darm, dem Hauptaktionsgebiet des Zeoliths, positiv beeinflusst.

Manche Patienten leiden nach den Chemophasen an Durchfallattacken und sie verlieren zu viel an Flüssigkeit und Elektrolyten. Der Körper wird ausgezehrt, die Patienten fühlen sich müde und schwach. Vor allem Patienten mit einem künstlichen Darmausgang sind davon betroffen.

Die ersten überzeugenden Verbesserungen des Allgemeinbefindens meiner Patienten beobachtete ich tatsächlich in Bezug auf diesen gesamten Magen-Darm-Symptomkomplex. Ich fand heraus, dass wir die besten Ergebnisse erzielten, wenn direkt am Tag nach einem Chemointervall mit der Einnahme von Zeolith begonnen wurde. Übelkeit und Brechreiz hielten sich in Grenzen oder waren ganz verschwunden.

Einer meiner ersten Patienten konnte sogar von der Chemotherapie weg direkt zum Ski-Langlaufen gehen. Die frische Luft und die körperliche Bewegung taten das Übrige.

### Ein prominenter Patient findet zurück ins Leben

Als ich vor einigen Jahren den bekannten Astrologen Winfried Noe kennen lernte, hatte er einen stark aufgeblähten Bauch, der ihm Schmerzen und Übelkeit verursachte und seine Lebensqualität deutlich einschränkte. Eine schwere Autoimmunerkrankung beeinträchtigte alles, was ihm normalerweise Freude bereitete – sie hinderte ihn am Schwimmen, und das, wo er doch so gerne diese Art der Bewegung und des Muskelaufbaues bevorzugte. Die Erkrankung beeinträchtigte natürlich auch seinen freien Gedankenfluss und seine Kreativität. Mit Bauchschmerzen würde jeder von uns bei geistiger Arbeit gestört sein. Man liegt im Bett, bedarf der Wärme, fühlt sich elend und möchte nicht gestört werden.

Noe schluckte damals eine Menge von Medikamenten und Nahrungsergänzungsmitteln, die offensichtlich auch negative Interaktionen zeigten und zur Schlackenbildung in seinem Körper beitrugen. Ich vermutete auch, dass Noe auf seinen zahlreichen Reisen mit giftigen Produkten in Kontakt kam und auf der Suche nach Hilfe noch mehr mit Schadstoffen belastet wurde.

Zuerst reduzierte ich all diese Präparate bis auf ein notwendiges Minimum. Stundenlang saß ich an seinem Bett, verabreichte ihm entschlackende Infusionen und aktivierte Physiotherapeuten für entsprechende

Behandlungen. Und seit damals bis heute nimmt Noe auch zwei Mal täglich das Zeolith-Pulver und abends Zeolith-Kapseln.

Sein Zustand besserte sich langsam, aber stetig und es baute sich wieder eine gesunde Darmflora bei ihm auf. Der Bauch ist wieder flach, die Blähungen verschwunden und eine gesunde Ernährung tut ihr Übriges. Heute hat Winfried Noe wieder Spaß am stundenlangen Schwimmen und er berät wieder mit enormer Energie und großer Intuition seine vielen Klienten und moderiert regelmäßig seine beliebten Radiosendungen. Für ihn „die schönsten Stunden im Leben".

**Zeolith bei Gastritis und Sodbrennen:**

Das Pulver mit Wasser oder Tee mischen und trinken (2 bis 3 Mal täglich jeweils einen Messlöffel mit drei Gramm). Patienten mit Schluckbeschwerden ist die Einnahme von Kapseln angenehmer.

**Durchfall und Kurzdarmsyndrom**

Nehmen Sie 3 bis 6 Mal 1 Messlöffel Pulver pro Tag. Das Gestein sollte nicht zusammen mit Mahlzeiten eingenommen werden. Bei allen Darmbeschwerden empfiehlt sich die zusätzliche Gabe von Probiotika, um die Darmflora zu unterstützen. (Siehe auch Kapitel „Neue Probiotika harmonisieren die Verdauung".)

Besonders eindrucksvoll war für mich der Effekt des zerriebenen Lavagesteins im Darm einer 84-jährigen Patientin mit Eierstock- und Nierenzellenkarzinom zu beobachten. Während der Operation war es bedauerlicherweise zu einer Perforation des Darms gekommen, einer Komplikation, die bei einem Eingriff nie ganz ausgeschlossen werden kann. Es folgten acht weitere Darmoperationen – am Ende verblieben der Patientin von ihren rund 11 Metern Darm nur noch 1,20 m Gesamtdarm (Dünn- und Dickdarm zusammen gerechnet).

Die Patientin litt so sehr unter den daraus resultierenden massiven Durchfällen und täglich notwendigen sechsstündigen Infusionen, dass sie mir eines Tages eröffnete, aufgrund der nicht mehr vorhandenen Lebensqualität ihrem Leben ein Ende setzen zu wollen. Sie war fest entschlossen und hatte bereits alles geplant, um in die Schweiz zu fahren und sich dort töten zu lassen.

Nur mit großer Mühe überredete ich sie zu einem letzten Behandlungsversuch mit Zeolith. Der künstliche Darmausgang der Frau wurde operativ wieder verschlossen und ich gab ihr eine hohe Dosis von zehn Gramm Zeolith am Tag.

Dies geschah vor drei Jahren. Heute kann die Patientin wieder selbstständig leben, ihren Haushalt versorgen und mit den vier bis fünf Stuhlgängen am Tag, statt der früheren 30, gut leben. Der Zeolith hatte ihren Stuhl wieder eingedickt und die aufgrund der vielen Narkosen entstandenen Giftstoffe ausgeleitet.

## Chronische Darmentzündung und künstlicher Darmausgang

Hier muss sehr individuell vorgegangen werden, bis es zur Normalisierung der Stuhlkonsistenz kommt. Daran anschließend bewährte sich eine Erhaltungsdosis, die individuell angepasst werden sollte.

Wie lange nehmen die Patienten mit solchen Symptomen Zeolith? Eine berechtigte Frage. Ich habe Patienten mit Kurzdarmsyndrom, die von bis zu zehn Darmentleerungen pro Tag berichten. Mit Zeolith haben sie diese schmerzhaften Entleerungen nur noch drei Mal am Tag. In diesen Fällen heißt das: Der Patient sollte den Zeolith ein Leben lang einnehmen. Die Dosis richtet sich auch nach den persönlichen Lebensumständen wie Wohnort, Beruf, Lebensstil – je nachdem, wie vielen Schadstoffen der Mensch aufgrund der Umwelt oder seines eigenen Verhaltens ausgesetzt ist.

Patienten, die nach der Chemotherapie starken Durchfall bekamen, erhielten von mir zwei bis drei Mal täglich das Gesteinspulver. Unbedingt notwendig ist auch hier die Anwendung von Probiotika, von positiven Bakterienstämmen, um die angegriffene Darmflora schnell wieder aufzubauen.

## Siegreich gegen den Helicobacter

Der Helicobacter ist ein spiralförmiges Bakterium, das in die Magenschleimhaut eindringt und dort den Harnstoff in Ammoniak und Kohlendioxid spaltet. Ammoniak wiederum neutralisiert die Magensäure, die an und für sich den Helicobacter vernichten würde. So schützt sich das Bakterium gegen die Magensäure.

Der Zeolith nimmt Ammoniak auf und stellt so wieder den Normalzustand her und die Magensäure kann den Helicobacter vernichten. Wenn man bedenkt, dass das für den Menschen unangenehme Bakterium nachweislich eine chronische Gastritis, Magen- und Zwölffingerdarmgeschwüre oder gar ein Magenkarzinom auslösen kann, wird verständlich, wie wichtig es ist, Zeolith zu sich zu nehmen.

## Unterstützung bei Verstopfung

Das ist ein Symptom, das häufig in der ersten Woche nach einer Chemotherapie vorkommt. Hier liegt oft auch ein Flüssigkeits- und Ballaststoffmangel vor. Gut bewährt hat sich folgendes von mir angepasste Rezept des Dr. Budwig-Frühstücks:

## TIPP:

Ein Messlöffel mit drei Gramm Zeolith, ein Suppenlöffel Leinsamenöl, eine Portion Naturjoghurt oder Magerquark, dazu Obst je nach Jahreszeit und Nüsse. Wichtig: Mindestens 1,5 bis 2 Liter Flüssigkeit pro Tag trinken.

Gerade im Darm, dem Hauptaktionsgebiet des Zeoliths, wirkt nicht nur die hydrophile Komponente, sondern auch seine Fähigkeit, Ionen an den Körper abzugeben. Der Ionenaustausch erfolgt im Darm. Dort werden giftige Schadstoffe vom aktivierten Zeolith-Kristall aufgenommen und gleichzeitig für den Organismus wichtige Ionen wie Magnesium, Kalzium, Kalium und Natrium abgegeben. Dadurch wird der hohe, durchfallbedingte Mineralstoffverlust ausgeglichen.

Es scheint mir von großem Vorteil für Patienten in der chemotherapeutischen Behandlung zu sein, nach dem Zerfall der verwendeten pharmazeutischen Substanzen die entstandenen giftigen Abfallprodukte sofort über den Zeolith zu binden und aus dem Körper auszuleiten.

Diese Entlastung durch das einzigartige Mineral hilft natürlich auch der Leber, die dadurch in ihrer entgiftenden Funktion gut unterstützt wird. Das wiederum bewirkt beim Patienten weniger Übelkeit, weniger Brechreiz, weniger Müdigkeit und der Appetit nimmt wieder zu.

Vor allem die Bindung von Ammonium bedeutet eine weitere Hilfestellung für die Leber. Beim Patienten bewirkt ein Zuviel an Ammonium eine oft starke Benommenheit, Schwindel, allgemeine Vergiftungserscheinungen oder Konzentrationsschwächen. Mit Zeolith als Zusatztherapie sind Patienten im Stande, wieder in Gang zu kommen.

Einmal erzählte mir meine Kollegin Dr. Rosa Femia aus Rom von einem außergewöhnlichen Erfolg bei der Behandlung einer Lebererkrankung mit Zeolith, der mich stark beeindruckte.

Es handelte sich um eine Patientin mit Leberzirrhose, bedingt durch Hepatitis C. Während der Chemotherapie war sie bereits von 76 auf 54 Kilogramm abgemagert und litt sehr unter den Nebenwirkungen. Eine erste Computertomographie (CT) ergab, dass die Leberschäden bereits erheblich fortgeschritten waren. Während der weiteren Behandlung in der Klinik nahm die Patientin heimlich Zeolith – sie hatte es in ihrer Nachttischschublade versteckt – in einer Dosis von sechs Gramm täglich ein. Eine erneute Untersuchung 14 Tage später ergab, dass ihre Leberzirrhose bereits am Abklingen war. Kurze Zeit später hatte die Patientin ihr Normalgewicht wieder erreicht.

Zum Heilungsprozess gehören natürlich auch Spazierengehen, Sport an frischer, sauerstoffreicher Luft, lichtvolle, natürliche Nahrung, regelmäßige Verdauung, gesunder Schlaf und nicht zu vergessen: positive Gedanken. Wer in Negativität versinkt, sich und anderen nicht verzeihen kann, seine krankmachenden Gedankenmuster nicht klärt, kann keine Heilung erwarten. Unterdrückte Gefühle machen eben krank. Deshalb ist die Klärung von negativen Emotionen wie Neid, Hass, Wut oder Ärger mit eine Bedingung für den Heilungsprozess.

Kurzum: Der Patient muss seine psychischen Muster, die ihn letztendlich mit auf den Weg der Krankheit gebracht haben, überdenken, notfalls klären, sich in den Pausen zwischen den Chemo-Gaben erholen und auf ein neues Leben einschwingen. Dann kann er wieder frohen Mutes mit Körper und Geist gegen seine Erkrankung angehen und mit Freude am Leben teilhaben.

Genau diese Lebensstiländerung nahm ein Patient, der ein Leberkarzinom hatte, von mir vor. Der gestresste Manager ohne jegliches Interesse an körperlicher Bewegung hatte falsche Medikamente bekommen und sich dadurch eine Gelbsucht eingehandelt. Er war verzweifelt, weil er glaubte, dass sich alles gegen ihn verschworen hatte. Doch mit Hilfe der Zeolith-Einnahme wurde er nach fünf Wochen seine Gelbsucht los.

Nach drei Monaten hatten sich dann auch seine Leberwerte auf einem normalen Wert eingependelt. Ich dachte mir nur: „Es ist einfach unglaublich, was hier passiert." Wieder hatte sich meine These bestätigt, dass eine normal funktionierende Leber der springende Punkt bei jeder Chemotherapie ist.

Manchmal nehmen Patienten aber zu spät ärztliche Hilfe in Anspruch. Ich denke an die Fälle von übel riechenden Brustkarzinomen, die der Umgebung allein schon durch den Geruch auffallen und zur Vereinsamung der Patienten führen. Zeolith neutralisiert den Geruch und saugt zugleich das Sekret auf. So konnte ich in gar manchen Fällen für noch ein bisschen Lebensqualität der Patienten sorgen.

Ich erinnere mich in diesem Zusammenhang an eine herzensgute Großmutter aus den Tiroler Bergen. Ihre Brust war in einem stinkenden Krater versunken – doch nie wollte sie zu einem Arzt gehen. Nun wichen ihr die Bekannten aus, sie selbst konnte sich nicht mehr riechen und der Appetit verging ihr. Ich gab ihr Zeolithpulver und -salbe und siehe da; der Geruch ging weg, das jauchige Sekret wurde aufgesaugt. Die Lebensfreude der betagten Frau kehrte wieder zurück. Sie lebte noch gut zwei Jahre im Kreise ihrer Lieben. Welch Freude auch für mich!

## Hilfe bei Strahlentherapie

Die Strahlentherapie wird grundsätzlich von Patienten problemloser vertragen als die Chemotherapie. Sie wird zumeist lokal im Bereich des Tumors angewendet. Einerseits um punktgenau Tumore zu vernichten, andererseits um nach der operativen Entfernung von Tumoren die Lymphgefäße der Umgebung von pathogenen Zellen zu befreien und auch um das Tumorbett zu sanieren. Es kann dabei allerdings zu Hautreaktionen wie bei einem schweren Sonnenbrand kommen. Bei der Anwendung mit Strahlen sind Schleimhautschädigungen im Bereich von Hals, Nase oder Ohren möglich, ebenso auch im Analbereich, weil Epithelzellen geschädigt werden können.

Insgesamt sind Schluckbeschwerden und Geschmacksirritationen oft die unangenehme Folge. Zu beklagen ist auch der Haarausfall, der meist bleibend ist, ganz im Gegensatz zur Chemotherapie, nach der die Haare wieder prächtig nachwachsen können. Leider kommt es auch zum vermehrten Auftreten von freien Sauerstoffradikalen, weshalb die Gabe von Zeolith und anderen Antioxidantien sinnvoll ist.

Hunderte von Krebspatienten im fortgeschrittenen Stadium hat beispielsweise die Kärntner Internistin Dr. Elisabeth Zechner mittlerweile in den letzten Jahren mit dem Naturmedizinprodukt behandelt. Für die Ärztin begann die Erfolgsgeschichte des Urgesteins mit der Unterstützung ihrer an Krebs leidenden Mutter. „Ich war mit meinem schulmedizinischen Latein am Ende", erzählt die Internistin, „da habe ich ihr einfach das zerriebene Mineral gegeben. Obwohl von vielen meiner Kollegen anders diagnostiziert, lebte meine Mutter noch viele schöne Jahre."

**Mehr Lebensqualität in einem effektiveren Gesundheitswesen**

Nach einem Jahrzehnt Beobachtung und Kontrolle kann ich guten Gewissens behaupten, dass das Allgemeinbefinden, die Laborwerte und der Zustand der Leber einen deutlichen Unterschied zwischen Patienten mit beziehungsweise ohne Zeolith-Einnahme zeigen. In jedem Fall hat die Einnahme des Naturminerals zu einer gesteigerten Lebensqualität geführt. Chemo- und Strahlentherapien wurden viel besser vertragen und Folgeschäden konnten vermieden werden.

Der Mikro-Zeolith ist zwar kein direktes Krebs-Therapeutikum, aber er unterstützt die Regulation des Mineralstoffwechsels, die Immunmodulation und die Antioxidation in einem hohen Maße – dies alles bei außerordentlich guter Verträglichkeit und ohne Nebenwirkungen.

Ich bin überzeugt davon, dass der Zeolith in Zukunft auch zu großen Kosteneinsparungen in unserem Gesundheitswesen beitragen wird.

Schließlich kann jetzt der Einsatz von Medikamenten stark vermindert werden – wir müssen nicht mehr so viele Symptome mit chemischen Stoffen aus der Laborsynthese bekämpfen und auch für die Behandlung von Nebenwirkungen aufgrund von Arzneimitteln muss unsere bereits überforderte Solidargemeinschaft künftig weniger tief in die Tasche greifen.

## Tipp (Chemo):

Essen Sie in den ersten zwei bis drei Tagen nach der Chemotherapie, wenn man absolut appetitlos ist und an Geschmacksstörungen leidet, Hühnersuppe mit etwas Salz oder auch Polenta.

*„Es ist nun klar, dass Gene,
die für die Ausbreitung von Krebszellen verantwortlich sind,
vom zerriebenen Gesteinspulver
positiv verändert werden."*

# 2. Zeolith kann Ausbreitung von Krebszellen verhindern

## Gespräch mit dem Molekularbiologen Prof. DDr. Krešimir Pavelić

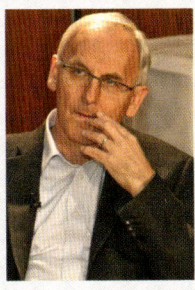

*Dean of the department of biotecnology of university of Rijeka and Secretary General of the European Molecular Biology Conference"*

Der Zagreber Professor für Molekularbiologie ist ein Zeolith-Forscher der ersten Stunde und Autor von unzähligen wissenschaftlichen Veröffentlichungen zum Thema. Sein hauptsächliches Forschungsinteresse liegt in der Molekulargenetik des Krebses.

*Herr Professor Pavelić, ist der Natur-Zeolith-Klinoptilolith so etwas wie ein Wundermittel gegen Krebs?*
Nein, ein Wundermittel ist der Stein nicht, aber ein wirksames Adjuvans, also ein Stoff, der begleitend zu einer Therapie genommen wird. Der Klinoptilolith ist toxikologisch erforscht und als unbedenklich klassifiziert. Dies wurde durch Studien der US-Zulassungsbehörde FDA bestätigt. Ich habe in den vergangenen Jahren die Gene von Tumorpatienten und auch deren molekulare Tätigkeit erforscht und kam im Zusammenhang mit der Gabe von Zeolith zu interessanten Ergebnissen.

*Welche waren die wichtigsten?*
Es ist nun klar, dass Gene, die für die Ausbreitung von Krebszellen verantwortlich sind, vom zerriebenen Gesteinspulver positiv verändert werden. Bereits vor Jahren habe ich eine Forschungsarbeit veröffentlicht, in der es darum ging, 20.000 verschiedene Gene der menschlichen Zelle mittels der DNA-Chip-Technologie zu untersuchen. Diese Zellen wurden mit Zeolith behandelt. Dabei fand man zwei Dinge heraus: Der Zeolith erhöht erstens die Reparaturfähigkeit der DNA, die krankhaft verändert war und er regelt Anti-Stress-Gene regelrecht hoch. Im Zuge der Forschun-

gen hat sich auch herausgestellt, dass das Naturmineral die Vermehrung bestimmter Viren verhindert hat. Meine neuesten Untersuchungen belegen zudem, dass der Zeolith interessante Auswirkungen auf Vorgänge bei der Entwicklung von Metastasen bei Krebspatienten hat.

*Wie sehen Sie die Entgiftungsfähigkeit des Zeolith?*
Diese ist erwiesenermaßen enorm stark. So hat das Mineral laut einer neuen Studie aus den USA positive Effekte bei der Therapie von Schwermetallvergiftungen. Es handelt sich dabei um die erste Doppelblindstudie zu diesem Thema.

*Ein heißes Thema in Verbindung mit dem Zeolith ist seine Auswirkung auf die Nervenerkrankung Polyneuropathie, die oft nach einer Chemotherapie beobachtet wird. Wie ist da der Wissensstand?*
Eine aktuelle Studie belegt, dass die Polyneuropathie bei Tieren drastisch gesenkt wurde. Diese Erkrankung des peripheren Nervenssystems wird unter anderem durch Ammonium hervorgerufen. Dieser Stoff wird auch bei einigen Krebsarten, besonders bei Magen- und Darmkrebs, produziert. Der Zeolith kann dieses Ammonium binden und mit dem Stuhl ausleiten.

*Wie sieht es mit seiner Wirkung auf das Immunsystem aus?*
Meine Forschungen belegen, dass Klinoptilolith-Zeolith das Immunsystem stark stimuliert. Bei oraler Einnahme werden die Makrophagen, die Killerzellen des Abwehrsystems, aktiviert und die Produktion von Zytokinen, also von wichtigen Wachstumsstoffen für die Zelle, angetrieben.

*Kann auch ein künstlicher Zeolith in der Medizin eingesetzt werden?*
Nein, der natürliche Stein ist nicht zu ersetzen. Vielleicht ist es aber möglich, noch schlagkräftigere Mischungen auf Basis des Zeolith-Musters herzustellen, die eine noch stärkere antioxidative Wirkung haben.

*Welche Bedeutung hat das Mineral in der präventiven Medizin?*
Zeolith eignet sich bestens für den Einsatz in der Prophylaxe – ein längeres und gesünderes Leben wollen wir doch alle. Die Logik ist klar: Wenn man alles Schädliche aus dem Körper ausleitet, werden Krankheiten vermieden, das Altern hinausgezögert, Krebserkrankungen verhindert.

*Was muss in Zukunft geschehen, dass der Zeolith auch in der klassischen Medizin die gebührende Anerkennung findet?*

Auf jeden Fall sind weitere Untersuchungen dazu notwendig. Es stellt sich freilich die Frage, wer diese finanzieren soll. Die Pharmaindustrie zeigt sich noch zugeknöpft, denn es gibt hier keine Patente anzumelden. Ich meine, die öffentliche Hand sollte als möglicher Auftraggeber für Forschungen auftreten – und zwar auf europäischer Ebene. Die klinische Forschung sollte wirklich sofort beginnen. Ich bin der Überzeugung, dass in der Medizin der Zukunft günstige Zeolith-Kapseln sehr teure Medikamente ersetzen werden.

*Speziell bei den Folgeerkrankungen von Diabetes kann der Zeolith eine große Hilfe sein.*

# 3. So hilft der Zeolith den Diabetikern

**„Die Gesundheit liegt im Bauch" – eine alte chinesische Weisheit, die auch für den Diabetiker von großer Bedeutung ist.**

Krankheitsbilder, die durch Störungen der chemischen Auf-, Ab- und Umbauvorgänge im Körper bedingt sind, werden als Stoffwechselerkrankungen bezeichnet (metabolische Störungen). Neben der Fettstoffwechselstörung ist die „Zuckerkrankheit", Diabetes mellitus, eine der beiden häufigsten.

„Honigsüßer Durchfluss" – das ist die Übersetzung von Diabetes mellitus. Der Ursprung dieser Bezeichnung liegt weit vor den Zeiten der modernen Labordiagnostik, mit der wir heute den Zuckerwert im Blut bestimmen. Damals wurde die Diagnose durch einen Geschmackstest gestellt – und zwar anhand des Uringeschmacks.

Diabetes mellitus ist eine chronische Stoffwechselerkrankung, die durch einen erhöhten Blutzuckerspiegel (Hyperglykämie) gekennzeichnet ist. Ursache ist ein Mangel am Blutzucker senkenden Hormon Insulin, das in der Bauchspeicheldrüse produziert wird.

Aber wie kommt der Zucker überhaupt ins Blut?
Mit der Nahrung nehmen wir Kohlenhydrate auf. Diese großen Zuckermoleküle werden im Darm in viele kleine Glukosemoleküle aufgespalten. Über die Darmschleimhaut gelangt diese Glukose dann ins Blut. Zusätzlich verfügt der Körper über eigene Zuckerspeicher in Form von Glykogen, die sich in den Muskeln und in der Leber befinden. Im Falle eines niedrigen Blutzuckerspiegels, also eines Energiebedarfs, kann so der Körper weiter mit Energie versorgt werden, in dem Glykogen wieder in Zucker umgewandelt wird.

Der eigentliche Wirkort der Glukose ist jedoch die Körperzelle. Das Blut stellt quasi das Transportsystem dar. Wenn die Glukose über das Verkehrsnetz Blutkreislauf schließlich bis vor die Tore der Zelle transportiert worden ist, bedarf es noch eines Schlüssels, um hineinzugelangen. Hier kommt das Hormon Insulin ins Spiel. Es schließt dem Zucker von Innen die Zelle auf und lässt ihn herein. Erst jetzt kann Energie produziert werden – die Organe können ihre Aufgaben erfüllen, die Muskeln ihre Kraft entfalten.

Nahrungsaufnahme oder ein erhöhter Energiebedarf, beispielsweise bei Bewegung, verändern also den Glukosegehalt im Blut. Ein gesunder Organismus kann dies jeweils ausgleichen. Eine kohlenhydratreiche Ernährung stimuliert dann eine entsprechende Insulinausschüttung. Nicht sofort zur Energiegewinnung benötigte Glukose wird als Depot in der Leber oder im Muskelgewebe gespeichert oder im Fettgewebe zu Fettreserven umgebaut. Durch diese schnelle Verteilung sinkt der Blutzuckerspiegel schnell wieder auf einen Normalwert.

Aber auch in der nahrungsfreien Zeit benötigt der Körper Energie zur Aufrechterhaltung all seiner Funktionen. Kontinuierlich wird daher ein wenig Insulin ausgeschüttet, was den Zellen ermöglicht, Glukose aus dem Blut aufzunehmen und so den ständigen Energiebedarf zu decken. Der entsprechende Glukosebedarf wird jetzt aus den Speichern der Leber und der Muskeln bedient.

Dieses fein aufeinander abgestimmte Blutzucker-Insulin-Energie-System kann jedoch schnell aus dem Gleichgewicht geraten. Wird die Glukose nicht mehr in die Körperzellen transportiert, weil nicht genug oder gar kein Insulin vorhanden ist, steigt der Blutzuckerspiegel. Geschieht dies längerfristig, verliert das System seine natürliche Regulationsfähigkeit und nimmt einen krankhaften Verlauf – es entsteht eine Diabetes-Erkrankung.

**Hierbei wird zwischen zwei Diabetes-Typen unterschieden:**

**A. Diabetes Typ-1**

Die Bauchspeicheldrüse ist hier nicht mehr in der Lage, Insulin zu produzieren, da ihre dafür zuständigen Beta-Zellen zum allergrößten Teil zerstört sind. Diese Zerstörung geschieht oft durch das körpereigene Immunsystem; es handelt sich also um eine Autoimmunerkrankung. Aber auch erbliche Veranlagung und äußere Faktoren wie beispielsweise bestimmte Virusinfektionen können dabei eine Rolle spielen. In jedem Fall kommt es zu einem absoluten Insulinmangel, der dauerhaft durch Insulinspritzen ersetzt werden muss. Häufig beginnt diese Art der Diabetes-Erkrankung bereits im Kindes- und Jugendalter.

## B. Diabetes Typ-2

Hier handelt es sich um eine schleichend entstehende Unempfindlichkeit der Körperzellen auf Insulin – die so genannte Insulinresistenz. Die Bauchspeicheldrüse ist hier zwar weiterhin in der Lage, Insulin aus eigener Kraft zu produzieren, aber nicht mehr im ausreichenden Maße, um den Blutzuckerspiegel im Normbereich zu halten.

Ein dauerhaftes Übermaß an energiereicher (kohlenhydratreicher) Nahrung kann hier der Auslöser sein. Die Bauchspeicheldrüse erhöht die Insulinausschüttung, um die hohe Zuckerkonzentration im Blut zu senken. Aufgrund dieses hohen Insulinangebots werden die Rezeptoren in der Zelle unempfindlicher für die Aufnahme des Insulins – der Zucker verbleibt im Blut. Ab einer gewissen Höhe des Blutzuckerspiegels wird dann Glukose über den Harn ausgeschieden.

Es entsteht ein Teufelskreis, der die Insulinresistenz immer weiter erhöht. Durch diese Dauerbelastung verliert die Bauchspeicheldrüse im Laufe der Zeit ihre Fähigkeit, Insulin zu produzieren. Dann muss auch der Typ-2 Diabetiker Insulin spritzen.

## Überforderung der Bauchspeicheldrüse

Die Statistiken der letzten 100 Jahre belegen, wie wir unsere Bauchspeicheldrüse mehr und mehr überfordern. So lag im Jahr 1900 der pro Kopf Verbrauch an Zucker bei 40 Kilogramm, im 1. und 2. Weltkrieg sanken die Werte auf 30 Kilogramm ab, um im Jahr 2000 auf die Rekordhöhe von 70 Kilogramm anzuwachsen. Tendenz steigend. Gemeint ist unter dem Begriff „Zuckerverbrauch" der Genuss von raffiniertem Zucker wie Rohr-, Rüben- oder Fruchtzucker, sowie Maissirup, aber auch von Weißmehl, Weißbrot, Nudeln oder Reis. Kein Wunder, dass Erkrankungen der Bauchspeicheldrüse rapide zunehmen. Dies und die oft folgende operative Entfernung der Drüse führen dann zu Diabetes.

Es gibt zwar eine genetische Veranlagung an Typ 2 Diabetes zu erkranken, die Hauptrisikofaktoren liegen allerdings in zu reichlicher und ungesunder Ernährung, Übergewicht und Bewegungsmangel. Aber auch Vorerkrankungen wie Fettstoffwechselstörungen, eine Schilddrüsenüberfunktion sowie Stress und einige Medikamente können die Verursacher sein.

In jedem Fall lässt sich der Verlauf der Erkrankung von der ersten Diagnose eines erhöhten Blutzuckerspiegels bis zur Insulinpflicht durch eine konsequente Umstellung auf eine zuckergesunde Lebensweise mit entsprechender Ernährung und Bewegung sehr günstig beeinflussen. Bis hin zur völligen Vermeidung der Insulinpflicht, ja sogar bis zum dauerhaften Senken der Blutzuckerwerte auf die Normwerte, hat hier der Patient die Möglichkeit selbstverantwortlich mitzuwirken.

Ich hatte eine sehr selbstbewusste Patientin, die einen Schock erlitt, als sie von ihrer Diabetes-Erkrankung erfuhr. Sie wollte unbedingt alleine, ohne Medikamente, mit dem Problem fertig werden. Ab sofort schaffte sie es, ihre Ernährung umzustellen und täglich eine Stunde etwas forciert zu gehen. Sie litt zwar zu Beginn ständig unter einem starken Hungergefühl – sie träumte beinahe Tag und Nacht von Topfenstrudel, Leberkäsesemmeln und ähnlich kalorienreichen Schmankerln – aber sie konnte schließlich mit eisernem Willen ihr Gewicht in ein paar Wochen um fast zehn Kilogramm senken und ihren Blutzuckerspiegel wieder normalisieren. Das war natürlich für sie ein enormes Erfolgserlebnis, auf das sie auch sehr stolz war. Ein Beweis, was Patienten mit starkem Willen und Durchhaltevermögen zustande bringen können.

Diabetes mellitus ist aber bei weitem nicht nur eine unangenehme Erscheinung, die mit Symptomen wie Durst, Infektanfälligkeit, Juckreiz, Leistungsminderung oder erhöhter Müdigkeit verbunden ist. Und – ein erhöhter Blutzucker schmerzt erst einmal nicht.

Die gravierende Störung des gesamten Stoffwechsels stellt sich – häufig lange unbemerkt – erst im Verlaufe der Krankheit ein. Die große Gefahr besteht in den entstehenden Zell-, Nerven- und Gefäßschädigungen wie der Arteriosklerose, der Polyneuropathie oder einer Nierenerkrankung. Dazu kommen weitere Erkrankungen wie Bluthochdruck und auch das Risiko für eine Herz-Kreislauf-Erkrankung, Durchblutungsstörungen oder einem Gehirnschlag steigt beträchtlich.

Besondere Gefahr droht aufgrund der Gefäßschädigungen, die alle Bereiche des Körpers betreffen können. Anfällig dafür sind unter anderem die kleinen Blutgefäße der Netzhaut der Augen, was zu Sehstörungen bis hin zur Netzhautablösung und Diabetes-Blindheit führen kann.

## Mineralien gegen Augenerkrankung

Ich erinnere mich in diesem Zusammenhang an einen äußerst freundlichen Zeitgenossen, der mit einem stattlichen Bäuchlein ausgestattet war. Er erzählte mir bei einem gemütlichen Abendessen von seiner Netzhautablösung – die Ursache war ihm offensichtlich nicht bekannt. „Blutzuckermessung" war ihm und scheinbar auch seinem Hausarzt ein Fremdwort. Nach entsprechender Aufklärung suchte er meine Ordination auf und siehe da, seine Zuckerwerte waren deutlich erhöht – also litt er an Diabetes mellitus, was auch die Ursache seiner schweren Augenerkrankung war.

Ich verordnete ihm eine Mixtur aus Zeolith, Kurkuma (Gelbwurz) und Zimt. Da er ein sehr disziplinierter Mann war, einigten wir uns darauf, dass er zugleich auch seine Ernährung radikal umstellte und mehr Sport treiben würde.

Nach wenigen Monaten war sein Bäuchlein dahin geschmolzen, sein Zuckerspiegel wieder normal und die Lebensqualität deutlich erhöht. Er war richtig stolz auf seine „tolle" Kondition und dass er es geschafft hatte, ohne Medikamente der Bedrohung des Diabetes zu entgehen.

Bei Diabetikern findet man oft Stoffwechselstörungen, wie schlechte Cholesterinwerte, erhöhte Blutfette, eine Fettleber oder eine Übersäuerung des gesamten Organismus. Alles Faktoren, die die Innenwände der Gefäße schädigen und so zur Verengung und im schlimmsten Fall zum Verschluss großer und kleiner Gefäße führen. Wundheilungsstörungen sind bei Diabetikern ein oft angetroffenes Problem. Diese sind auch besonders anfällig für Pilzinfektionen. Fettleibigkeit, „schwere Beine" oder Durchblutungsstörungen führen nicht selten zu „offenen Beinen". Die Patienten leiden beispielsweise oft jahrelang an Unterschenkelgeschwüren.

## Anwendung und Dosierung

Bei Diabetes, Arteriosklerose, Fettleber und hohen Blutfettwerten empfehle ich das Gesteinsmehl in Kombination mit dem Traubenkernextrakt OPC und Gelbwurzextrakt (Kurkuma) einzunehmen. Das erhöht die positive Wirkung von Zeolith auf die Gefäßinnenwände. Nehmen Sie zumindest 3 x 2 Kapseln täglich; bei einer fortgeschrittenen Erkrankung

3 x 3 Kapseln. Auf lange Sicht führt die regelmäßige Einnahme von Zeolith zu einer deutlich reduzierten Innenwandschädigung, weil die Blutfettwerte gesenkt werden.

Die bereits beschriebenen positiven Einflüsse des Zeolith auf ein gesundes Zellmilieu auf allen Körperebenen unterstützen den Organismus des Diabetes-Patienten selbstverständlich auch in seiner Regulationsfähigkeit. Speziell bei den Folgeerkrankungen von Diabetes kann der Zeolith eine große Hilfe sein.

Eine Ausnahme bilden Patienten, die ihre hohen Blutfettwerte ererbt haben und trotz sportlicher Betätigung und gesunder Ernährung an fortschreitender Arteriosklerose leiden. Hier kann der Zeolith einer weiteren Gefäßverkalkung vorbeugen oder diese zumindest verzögern. Eine bereits entstandene und manifestierte Arteriosklerose kann aber nicht mehr rückgängig gemacht werden.

Auch die Eigenschaft von Zeolith als Ionenaustauscher verdient besondere Aufmerksamkeit. Aus dem aktivierten Kristall werden lebenswichtige Mineralien wie Magnesium, Kalzium, Kalium und Natrium in die Darmschleimhaut abgegeben. Der Mangel an diesen Mineralstoffen, der gerade Diabetiker häufig betrifft, kann so auf einfache Weise ausgeglichen werden.

### Auflösung der Ammonium-Basen

Gefäßveränderungen an den Nieren (diabetische Nephropathie) führen zu großen Beeinträchtigungen der Nierenfunktion. Ist die Niere infolge der Schädigung durch Diabetes nicht mehr voll in der Lage, den Körper zu entgiften, kommt es zu einer Anreicherung des Blutes mit Ammonium. Der Zeolith eliminiert diese gefährlichen Ammonium-Basen und andere Schadstoffe schon im Darm. Das Mineral nimmt also dem Organismus die Arbeit der Entgiftung ab – besonders das hoch giftige Ammonium ist für den Diabetiker eine große Gefahr.

Symptome wie Kopfschmerzen, Konzentrationsschwäche, Benommenheit bis hin zum Koma können die Folge sein. Dass sehr viele Diabetiker auch Dialyse-Patienten werden, hängt unmittelbar mit dieser erhöhten Ammonium-Belastung zusammen.

Die verblüffende Wirkung des Zeoliths zeigte sich beispielsweise bei einem Patienten, der auf Grund seiner Diabetes-Erkrankung extrem hohe Serumkreatininwerte hatte. Die Filtrationsrate seiner Niere lag weit unter der Norm. Der bereits ziemlich betagte Mann schlief den ganzen Tag, konnte sich nicht mehr konzentrieren, war nahezu komatös. Dann standen Feiertage vor der Tür und die Angehörigen wollten ihren alten Herrn wenigstens noch ein paar Tage zuhause haben. Also gab ich ihm doppelt aktiviertes Zeolith-Pulver.

Nach 48 Stunden bekam ich einen Anruf, der Mann sei morgens frisch und munter aufgestanden, habe normal gefrühstückt und sei danach im Garten spazieren gegangen, um seine Rosen zu inspizieren. Er habe nicht die geringsten Anzeichen von Müdigkeit gezeigt. Die bald danach durchgeführten Laborwerte zeigten ein auch für mich erstaunliches positives Ergebnis.

Die verminderte Durchblutung und die Schädigung der Nerven, verbunden mit Gefühlsstörungen in den Füßen (diabetischer Fuß), haben oft offene, schlecht heilende Wunden und Geschwüre zur Folge. Leider führt dies sehr häufig sogar zu Amputationen der betroffenen Gliedmaßen. Hier kann Zeolith als Pulver auch äußerlich viel ausrichten, indem es die Wundheilung durch seine hydrophile (Flüssigkeit aufsaugende) Wirkung unterstützt.

Der Diabetes kann auch oft negative Auswirkungen auf das gesamte Nervensystem (diabetische Neuropathie) haben – zunächst unter anderem auf die unteren Gliedmaßen.

Im Bereich der Nerven kommt es durch die ständige Überzuckerung des umgebenden Gewebes zu Schäden, die oft nicht mehr umkehrbar sind. Die Patienten entwickeln nach Jahren der scheinbaren Symptomfreiheit eine schmerzhafte Neuropathie. Häufig beginnen die Beschwerden an den Füßen und treten als ständiges Kribbeln und als Taubheitsgefühl bis hin zu starken Krämpfen auf. Schließlich können immer größere Bereiche der Beine betroffen sein. Die Beinmuskulatur wird schwächer und es kommt zu Gangunsicherheiten, die das Leben erheblich beeinträchtigen. Bei der diabetischen Polyneuropathie kommt es auf Grund der Nervenstörungen zu einer Gefühllosigkeit der Füße. Dies bedingt ein andauerndes Anstoßen an Gegenstände, ohne Schmerzen zu empfinden, oder auch ein Nichtspüren von Verletzungen bei der Pediküre. Entzündungen werden dann oft zu spät bemerkt und führen oftmals auch zu Amputationen der Zehen, des Vorfußes und manchmal des ganzen Beines. (Siehe auch folgendes Kapitel über Polyneuropathie)

Eine der schlimmsten Erkrankungen ist der „Charcot-Fuß" – dabei kommt es nach Verletzungen zu Entzündungen bis auf den Knochen, aber auch der Knochen selbst wird angegriffen.

Einmal lernte ich einen Mann kennen, der im Schuh einen zusammengeknüllten Socken vergessen hatte. Er zog den Schuh samt Socken später wieder an und wanderte damit den ganzen Tag umher – es war sehr mühsam, die entstandene tiefe, offene Wunde mit Zeolith-Pulver zu reinigen.

Zu unterscheiden ist die diabetische Erkrankung der kleinen Gefäße (Mikroangiopathie) und der großen Gefäße (Makroangiopathie). Der Verlauf und die Beschwerden sind hier völlig unterschiedlich. Bei der Erkrankung der kleinen Gefäße ist der Fuß warm und belastet mit Ödemen. Oftmals quillt Gewebsflüssigkeit aus den Hautporen – in diesem Fall kann das Auftragen von Zeolith-Pulver und die Einnahme von Kapseln die Schwellung lindern.

### Heilung von Geschwüren

Sind die großen Arterien betroffen, fließt kaum noch Blut zu den Zehen, die anfangs weiß und kalt sind bis sie schließlich schwarz werden und absterben. Die Schmerzen, die diese Patienten erleiden müssen, sind gravierend. Sie versuchen sich dann Linderung zu verschaffen, indem sie das Bein aus dem Bett hängen, darauf vertrauend, dass durch die Schwerkraft noch ein wenig Blut in den Fuß fließt.

Hier bedarf es der Hilfe eines Internisten und Gefäßspezialisten. Um noch ein wenig Lebensqualität zu erhalten, ist auch eine Umstellung der Ernährung und des Lebensstiles unbedingt angeraten. Zeolith hätte hier Jahre früher gegeben werden müssen.

Bei Unterschenkel- und Druckgeschwüren infolge Diabetes kann ich aus meiner jahrelangen Anwendungserfahrung berichten, dass Zeolith als Pulver oder in Salben sehr gute Heilungsergebnisse erzielt. Das Mineral saugt das Sekret aus den nässenden, feuchten Wunden auf, ist entzündungshemmend und steigert die Bildung von Mastzellen, die gefährliche Bakterien abtöten können. Außerdem wird einer Übersäuerung des Gewebes entgegengewirkt.

## Verbesserte Wundheilung

Die verbesserte Wundheilung ist auf eine angeregte Kapillareinsprossung zurückzuführen. Dabei behandle ich meine Patienten direkt auf den Wunden mit dem Zeolith-Wundpuder und verabreiche ihnen auch Zeolith-Kapseln.

Heutzutage werden wir immer mehr von giftigen Substanzen bedroht, die schwere Langzeitschäden verursachen. Ich denke an radioaktives Cäsium und Strontium, erstmals in der breiten Öffentlichkeit seit der Reaktorkatastrophe von Tschernobyl und zuletzt durch den Super-GAU in Fukushima bekannt. Cäsium verursacht Hodenkrebs, Strontium Knochenkrebs – beide Substanzen können durch Zeolith gebunden und aus dem Organismus entfernt werden.

Das ist sicher auch ein nicht unwesentlicher Nutzen für Diabetiker, die durch ihre Krankheit von Hause aus schon mit vielen Einschränkungen und Spätschäden zu kämpfen haben. Einer zusätzlichen Belastung durch Radioaktivität im Falle einer erhöhten Umweltbelastung hätten sie also nicht mehr viel entgegenzusetzen.

*Beschleunigt die Blutstillung; unterstützt die Wundheilung; Anwendungsgebiete von kleinen Wunden über Akne bis zum Ulkus cruris*

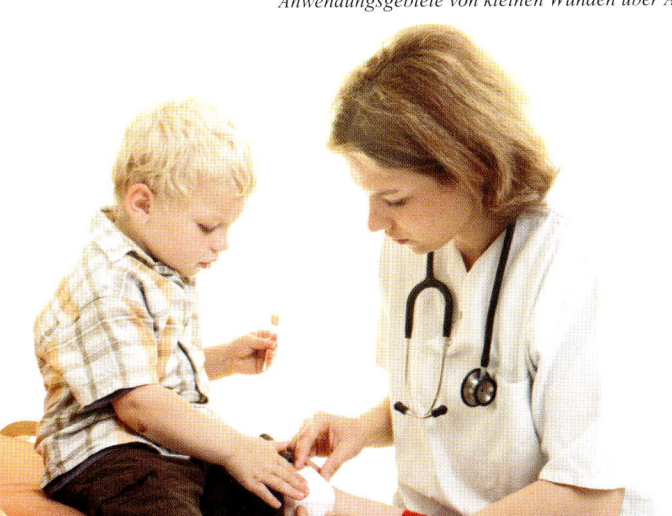

*„Erst einige Zeit später wurde mir klar,*
*dass der Zeolith bei der Polyneuropathie überraschend*
*erfolgreich eingesetzt werden kann.*
*Ich kenne bis heute kein Mittel, dass gegen dieses*
*Nervenleiden so gut wirkt wie das Naturmineral.*
*An 40 Fallbeispielen konnte ich dies*
*schließlich eindeutig belegen."*

# 4. Überraschende Erfolge bei der Polyneuropathie

Polyneuropathie (poly = viel, neuro = Nerven, pathie = Krankheit) ist ein Oberbegriff für Erkrankungen des peripheren Nervensystems. Betroffen sind Nerven für Empfindungen, für die Motorik, aber auch für solche, die beispielsweise Schmerzgefühle von kalt und warm auslösen können.
Es gibt Nerven, die eine Isolierschicht wie ein Stromkabel haben und es gibt Nerven, die diese Schicht nicht besitzen. Von Schmerzen betroffen sein können die Nervenfasern (Axone) aber auch die Isolierschicht (Myelin). Zumeist sind die Nerven an den Füßen bis zum Knie und jene an den Handflächen in Mitleidenschaft gezogen.

Die häufigsten Ursachen für die immer häufiger vorkommenden Nerven-leiden sind Diabetes mellitus, Multiple Sklerose, Alkoholmissbrauch und Giftstoffe wie Medikamente oder Chemotherapeutika. Aber auch Infek-tionskrankheiten wie die Borreliose, Typhus, Diphtherie und HIV sowie äußere Vergiftungen durch Stoffe wie Kadmium oder Rattengift können ein Auslöser sein.

Ich möchte über Beobachtungen aus meiner Praxis berichten, die sich hauptsächlich auf die Polyneuropathie bei Patienten beziehen, die eine Chemotherapie erhielten.

Es liegt schon über zwei Jahrzehnte zurück, als ich erstmalig einem Pa-tienten mit Polyneuropathie begegnete – es war für mich ein unver-gessliches, eindrucksvolles Erlebnis.

Ein Bär von einem Mann kam mit tapsigen Schritten und offenbar auch zu großen Schuhen in meine Ordination. Er erzählte, früher ein starker Raucher gewesen zu sein und als Viehhändler auch immer wieder einmal bei den Bauern in der Umgebung ein Gläschen Schnaps getrunken zu haben. Eines Tages wurde bei ihm Lungenkrebs festgestellt und er erhielt die übliche Chemotherapie mit den Wirkstoffen Cisplatin, Taxanen, Epiru-bicin und später auch Oxaliplatin.

## Unterschenkel von Stahlklammern umschnürt

Vom Krebs war er nun geheilt. Trotzdem konnte er seinem Beruf nicht mehr nachgehen. Während der Chemotherapie plagte ihn nämlich besonders nachts ein starkes Kribbeln in den Füßen. Zunehmend spürte er diese nicht mehr und er hatte nach eigenen Worten das schmerzhafte Gefühl, dass seine „Unterschenkel von Stahlklammern umschnürt sind". Er trug zu große Schuhe, gut gepolstert, um sich nicht beim Anstoßen an Stufen und anderen Hindernisse zu verletzen.

Alle Versuche mit physikalischer Therapie, Bädern oder hoch dosiertem Vitamin B blieben erfolglos. Der Gang des Viehhändlers wurde immer unsicherer und auch Autofahren war für ihn nicht mehr möglich, da er weder Gashebel noch Bremspedal spürte. Die Fahrten zu den Bauern waren nicht mehr möglich; der Mann war berufsunfähig.

Nach Anwendung aller diagnostischer Maßnahmen war ich damals genauso hilflos wie mein Patient. Ich wusste nicht, wie ich ihm helfen konnte. Ein frustrierendes Gefühl.

Erst einige Zeit später wurde mir klar, dass der Zeolith bei der Polyneuropathie überraschend erfolgreich eingesetzt werden kann. Ich kenne bis heute kein Mittel, das gegen dieses Nervenleiden so gut wirkt wie das Naturmineral. An 40 Fallbeispielen konnte ich dies schließlich eindeutig belegen.

Ich wurde immer sicherer in der Anwendung und riet vor allem Patienten, die eine Chemotherapie mit den Wirkstoffen Cisplatin, Oxaliplatin, Epirubicin und Taxanen erhielten, dringend Zeolith einzunehmen, um die Leber bei der Entgiftung zu unterstützen.

Einige der Patienten, die während der Chemotherapie zunehmend an einem schmerzhaften Kribbeln, einem „Bamstigkeitsgefühl" und dem Empfinden einer eisernen Umklammerung an den Füßen oder an den Händen litten, berichteten mir nach der Zeolith-Einnahme von einer starken Besserung der Symptome.

Aufmerksam geworden, beobachtete ich diese ungewöhnlich positiven Effekte noch intensiver. Es fiel mir auf, dass die Nervenstörungen schneller wieder verschwanden, wenn die Patienten den Zeolith am Anfang der Chemo-Zyklen einnahmen. Die Erfolgsaussichten waren geringer, wenn die Störungen schon Monate oder Jahre andauerten.

Sehr dankbar bin ich einem Kollegen, der mir überaus exakt über die Besserung seiner polyneuropathischen Beschwerden und ihr Wiederauftreten nach einer Chemotherapie berichtete. Er motivierte mich in diesem Zusammenhang auch, eine Studie über die positiven Effekte des Zeoliths in die Wege zu leiten.

## Dauerleiden vermeiden

Ständig überprüfte ich, welche Form von Chemotherapie die Betroffenen erhielten und ob die Art der Behandlung eine Rolle bei der Entstehung der Polyneuropathie spielte. So erhielt ich eine immer genauere Liste der bereits oben erwähnten besonders gefährlichen Substanzen, die offenbar reinstes Gift für die Nerven waren.

Der nächste Schritt war eine Messung der Nervenleitgeschwindigkeit und selbstverständlich auch die Gabe von Schmerzmitteln, da viele der Patienten immer wieder nachts geplagt von Schmerzen aufwachten.

Die Mitarbeit meiner Patienten war hier sehr kostbar – ich war stets auf eine möglichst exakte Schilderung der Beschwerden angewiesen, da sich ja vieles im sensiblen Bereich abspielt. Die Erkrankten berichteten beispielsweise von Symptomen wie „Ameisenlaufen", Kribbeln, nächtlichen Muskelzuckungen oder einem Hitze- oder Kältegefühl. Manche empfanden ihre Beine als eiskalt, obwohl sie warm und gut durchblutet waren.

Natürlich gibt es diagnostische Mittel wie Sensibilitäts- und Reflexprüfungen, aber am wichtigsten sind die Angaben meiner Patienten, und das auch deshalb, um andere Nervenerkrankungen ausschließen zu können.

Der Zeolith brachte schließlich mit Abstand die besten Erfolge gegen die neurologischen Nebenwirkungen der Chemotherapie. „Er muss einfach gut wirken", dachte ich mir manchmal in einer stillen Stunde.

Keine Frage: Ich wünsche mir, dass Patienten, die neurotoxische Medikamente erhalten, von Beginn an Zeolith einnehmen. Damit können sie schlimme Dauerleiden wie die des oben geschilderten Viehhändlers vermeiden.

" Innerhalb weniger Wochen
konnte ich bei vielen meiner Patienten
eine Verbesserung der Leberwerte beobachten.
Damit gehören Symptome wie Müdigkeit, Appetitlosigkeit
und Missbehagen der Vergangenheit an. "

# 5. Starke Entlastung bei Leberleiden

Die Leber ist die chemische Fabrik in unserem Körper – ein Organ, das gerade in unserer modernen Zivilisation einer Vielzahl von Belastungen ausgesetzt ist. Der heutige Lebensstil verführt uns mit allerlei ungesunden Stoffen wie zu fettem Essen und Genussmitteln wie Alkohol. Er verführt uns aber auch zu einem unregelmäßigen Schlaf. Wenn man bedenkt, dass die Leber ihre Hauptarbeit nach der Organuhr zwischen ein und drei Uhr nachts verrichtet, kann man sich vorstellen, dass es hier leicht zu einer Überbeanspruchung der Leberfunktion bei „Nachtschwärmern" kommen kann.

Hinzu kommen Belastungen aufgrund von Umweltgiften, Medikamenten oder anderen körperfremden Stoffen. Das bemerkenswerte an der Leber ist, dass sie in der Lage ist, diese Schadstoffe in nicht giftige Stoffe umwandeln zu können. Eine der wichtigsten Aufgaben der Leber besteht in der Cholesterinbildung und der Steuerung des Fettstoffwechsels. Ist diese gestört, kommt es zu gesundheitlichen Problemen, die eng mit unseren Lebensgewohnheiten verbunden sind. Zivilisationserkrankungen wie Adipositas, also Fettsucht, Diabetes mellitus, Fettleber oder Arteriosklerose sind die unausweichliche Folge. Kein Wunder, dass Herzinfarkt und Schlaganfall die Haupttodesursachen in unserer Überflussgesellschaft sind.

Bei der Fettstoffwechselstörung handelt es sich um Konzentrationen von Fetten im Blut, die vom Normwert abweichen. Meist handelt es sich um eine Erhöhung der Blutfettwerte. Die häufigsten Fettstoffwechselstörungen sind ein zu hoher Cholesterinspiegel oder zu viele Triglyceride, also spezielle Blutfette, im Blut. Häufig sind beide Werte gleichzeitig erhöht. Cholesterin ist ein lebenswichtiger Baustein für die Zellwände und das Blutfett ist auch unentbehrlich für die Bildung von Gallensäuren, die eine gute Verdauung erst möglich machen. Cholesterin ist auch Ausgangssubstanz für die körpereigene Vitamin D-Produktion und die Bildung verschiedenster Hormone.

Das Fett wird zum größten Teil im Körper gebildet (vor allem in der Leber), zum kleineren Teil mit der Nahrung zugeführt. Das LDL (low density lipoprotein) und das HDL (high density lipoprotein) transportieren das Cholesterin im Blut: das LDL (das „böse" Cholesterin) zu den Körperzellen und Organen, das HDL (das „gute" Cholesterin) zurück zur Leber, wo es zu Gallensäuren abgebaut wird.

Die Triglyceride dienen einerseits der Energiegewinnung, sind aber anderseits bei zu hohen Werten ein wesentlicher Faktor bei der Entstehung von Herz-Kreislauf-Erkrankungen.

Schon Tierversuche haben gezeigt, dass der Zeolith im Stande ist, hohe Cholesterinwerte, Triglyceride und LDL-Werte wieder in den Normbereich zu bringen. Auch beim Menschen kann ich durch meine Erfahrungen in der Praxis diese positive Wirkung bestätigen.

Der Zeolith senkt die überflüssigen Blutfette, entsorgt die toxischen Ammonium-Basen, eliminiert Schadstoffe schon im Darm und führt so zur Normalisierung der Leberwerte. Innerhalb weniger Wochen konnte ich bei vielen meiner Patienten eine Verbesserung der Leberwerte beobachten. Damit gehören Symptome wie Müdigkeit, Appetitlosigkeit und Missbehagen der Vergangenheit an.

### Ein Todgeweihter lebt noch acht Jahre

Wie die Leber wieder gesunden kann, zeigt der unglaubliche Fall eines Patienten, den ein Kollege mir avisiert hatte. Der Mann in mittleren Jahren hatte mehrere Metastasen in der Leber und in der Lunge, die von einem Dickdarmkrebs herrührten. Er litt zusätzlich noch unter Anämie. Meine Aufgabe sollte darin bestehen, den Schwerkranken, der vielleicht noch einige Wochen zu Leben hatte, schmerzfrei zu bekommen und ihm ein wenig mehr Lebensqualität zu vermitteln. Der Patient war sehr schwach und zu einem Skelett abgemagert, seine Gattin musste ihn führen.

Während eine Aufbauinfusion lief, versetzte ich den Patienten in ein Halbwachstadium, dass heißt, ich beeinflusste seine Gehirnwellentätigkeit über Hypnose und versetzte ihn in den so genannten Alpha-Zustand. In diesem Bewusstseinsstadium ist Heilung leichter möglich als im normalen All-tagsbewusstsein. Ich führte den Patienten in seinen Gedanken auf eine blühende Bergwiese – sein sehnlichster Wunsch war es nämlich, noch einmal die Westalpen zu überqueren.

Seine Durchfälle und seine entgleiste Leber behandelte ich in den nächsten Wochen und Monaten mit Zeolith, zusätzlich erhielt er noch Mineralien und Vitamine und eine Aufbaudiät. Die positiven Effekte der Behandlung überraschten sogar mich: Der schwerkranke Mann lebte noch acht Jahre, überquerte in dieser Zeit noch drei Mal die Westalpen. Er erfreute sich bester Gesundheit, begleitete mich bei meinen Vorträgen und erzählte stolz seine Geschichte. Er verstarb schließlich an einer Lungenentzündung, die er sich bei einem Schneesturm im Sonnblick-massiv zugezogen hatte.

Die Leber verfügt über eine erstaunliche Leistungskapazität und Regenerationsfähigkeit. Sie hat eine Eigenschaft, die sie von den meisten anderen Organen und Geweben des menschlichen Körpers unterscheidet: Sie ist in der Lage, sich zu erneuern. Sterben Teile der Leber ab (etwa infolge von Giftstoffen und Krankheitserregern) oder werden sie operativ entfernt, beginnt die Leber mit der Neubildung dieser fehlenden Bereiche, indem sich gesunde Leberzellen vermehrt teilen.

Von dieser in der Tat sagenhaften Eigenschaft berichtet schon die griechische Mythologie in der Prometheus-Legende. Nachdem Prometheus erst Mensch und Tier aus Ton (übrigens einer dem Zeolith ähnlichen siliziumreichen Erde) erschaffen worden war und den Göttern auf ewig das Feuer entwendet hatte, wurde er von Göttervater Zeus bestraft. Er band Prometheus an einen Felsen und sandte jeden Tag einen Adler, der ein Stück aus der Leber von Prometheus  fraß. Immer gerade soviel, dass sich das Organ erholen konnte und so das Leiden des Prometheus unendlich blieb.

Verständlich wird diese Regenerationsfähigkeit der Leber, wenn wir uns ihre Aufgaben genauer ansehen. In ihrer Funktion als Drüse produziert die Leber die Gallenflüssigkeit, die später in der Gallenblase zur Galle eingedickt wird und für die Verdauung von Fetten wichtig ist. Die Leber wandelt den wichtigsten Energieträger des Körpers, die Glukose (Einfachzucker), in Glykogen (die speicherfähige Form dieses Kohlenhydrats) um und speichert es. Bei Bedarf baut sie dieses Glykogen wieder ab und setzt die Glukose für den Energiestoffwechsel wieder frei.

Neben dieser Zuckervorstufe speichert die Leber aber auch Vitamine und Spurenelemente und gibt sie über den Blutkreislauf weiter. Zusätzlich bildet sie aus Aminosäuren, den Grundbausteinen des in der Nahrung enthaltenen Eiweißes, lebenswichtige verstoffwechselungsfähige Eiweißstoffe wie beispielsweise Blutgerinnungsfaktoren. Weiters wandelt die Leber freie Fettsäuren aus der Nahrung um und speichert sie.

Die Leber muss manchmal viel ertragen. Sie ist das Filtersystem des Körpers und sorgt dafür, dass alles was nicht in den Körper gehört entfernt wird. Täglich fließen große Mengen an nährstoffreichem Blut aus den Verdauungsorganen durch die Leber. Die im Darm bereits aufgeschlossenen Nährstoffe werden dem Organismus zugeführt, alle schädlichen Stoffwechselprodukte, unter anderem aus Medikamenten und Giftstoffen, die nicht von der Leber in ungefährliche Substanzen umgewandelt werden konnten, müssen abgebaut und ausgeschieden werden.

Sind die Endprodukte dieses Umwandlungsprozesses gut wasserlöslich, wie etwa Harnstoff, werden sie ans Blut abgegeben. Die Nieren filtern diese Substanzen schließlich aus dem Blut und scheiden sie mit dem Harn aus. Stoffe, die nicht so gut wasserlöslich sind, werden in die Galle abgegeben und mit dem Stuhl ausgeschieden. Hier hilft der Zeolith der Leber mit seiner entgiftenden Arbeit im Darm.


## Wie die Fettleber wieder regeneriert

Oft haben einfachste Veränderungen in der Lebensweise eine große Wirkung auf die Gesundheit der Leber. So wie bei einer älteren Dame, die deftiges Essen über alles liebte und deshalb stark übergewichtig war. Sie kam zu mir, weil sie eine Fettleber hatte. Die Folge waren stark überhöhte Cholesterin- und Blutfettwerte. Ich konnte sie dazu bewegen, mehr Gemüse zu essen und mit dem Fett sparsam umzugehen. Statt Butterbrote am morgen isst sie nun Joghurt mit Früchten, Nüssen, geschrotetem Leinsamen und einem Messlöffel Zeolith. Schon nach wenigen Monaten war ihre Leber wieder regeneriert und ihre Blutwerte hatten sich wieder im Normbereich eingependelt.

Die Reserven der Leberfunktion sind sehr groß, aber auch ihre Kapazität ist bei einer schlechten Lebensweise irgendwann erschöpft. Das gefährliche daran ist, dass eine eingeschränkte Leberfunktion häufig ohne direkt erkennbare Symptome verläuft. Auch dann, wenn schon die Hälfte der Leberzellen nicht mehr richtig funktioniert, können die direkten Auswirkungen unbemerkt bleiben.

Äußern wird sich die Beeinträchtigung jedoch durch sekundäre Krankheiten. So haben beispielsweise Allergien, Hautkrankheiten, die meisten Autoimmunerkrankungen und sogar Krebs eine gestörte Leberfunktion als Entstehungsgrund, da das Immunsystem nicht richtig funktioniert und so die bösartigen Zellen nicht von Anfang an vernichtet werden. Eine gesunde Leber ist eine äußerst effektive Vorbeugung gegen Krebs. Auch häufige Müdigkeit und Antriebslosigkeit können erste Warnsignale einer geschädigten Leber sein. In der Naturheilkunde heißt es deshalb zu recht: „Der Schmerz der Leber ist die Müdigkeit."

Oft werden emotionale Befindlichkeiten mit dem Zustand der Leber in Zusammenhang gebracht. In der Umgangssprache gibt es dazu schöne Beispiele: Dem einen ist eine „Laus über die Leber" gelaufen, der nächste „redet frei von der Leber weg" und manch einer „spielt die beleidigte Leberwurst". Früher dachten die Menschen, die Leber sei der Sitz der Gefühle. Wenn Ihre Leber optimal funktioniert und Sie gesund leben und gute Gefühle haben, kann das Organ Ihren Körper gut reinigen und Sie bleiben voller Energie.

## Anwendung und Dosierung

Ist die Leber mit ihren Aufgaben überlastet, kann sie ihrer Entgiftungsfunktion nicht mehr nachkommen. Die erste Stufe einer krankhaften Entwicklung ist die Fettleber, die bei entsprechender Behandlung noch vollständig heilbar ist. Selbst wenn es zur nächsten Stufe – der Leberzirrhose – kommt, ist eine Regeneration der Leberzellen noch möglich. Daher ist es wichtig, die Leber so früh wie möglich mit dem Zeolith zu entlasten. Bei den monatlichen Laborkontrollen meiner Patienten fiel mir sehr bald die positive Wirkung des Naturminerals gerade auf die Leberwerte auf.

Mit meinem Kollegen Professor Joachim Greilberger vom Institut für Physiologische Chemie an der Universität Graz konnte ich in langjährigen Anwendungsbeobachtungen feststellen, dass die Verbindung von Zeolith mit der Wirkstoffkombination ASH (= Alpha-Ketoglutarsäure und 5-Hydroxymethylfurfural) sehr rasch eine erstaunliche Gesundung der Leber bewirkt. Inzwischen haben österreichische Wissenschafter in Zusammenarbeit mit mehreren Universitäten die positiven Wirkungen von ASH bestätigt. Dieser Wirkstoffmix erhöht die Sauerstoffaufnahme im Blut und neutralisiert nicht nur oxidierte Substanzen, also den „Rost" in den Zellen, sondern wandelt diesen sogar in zusätzliche Lebensenergie um.

Die besten Erfahrungen habe ich gemacht, wenn ich das Zeolith-Pulver (zwei Messlöffel zu je drei Gramm) mit ASH gemischt habe und über den Tag verteilt – mit Wasser oder Tee verdünnt – zu trinken gab. Zusätzlich gebe ich 2 x 1 Kapsel mit aktiviertem Zeolith-Pulver und Gelbwurzextrakt (Kurkuma). Bei erhöhten Leberwerten sollten 3 x 2 bis 3 x 3 Kapseln täglich genommen werden.

Die Bindung von Giftstoffen über den aktivierten Zeolith bereits im Darm und die dadurch verbesserte Zellatmung scheint der Schlüssel zum Heilerfolg zu sein. Zeolith neutralisiert die Toxine, entschlackt die Leberzellen und stimuliert überdies die Produktion von Mastzellen, die wichtige Bestandteile unseres körpereigenen Immunsystems sind.

" *Aus meiner jahrelangen Praxis mit dem Zeolith
kann ich sagen, dass die tägliche Einnahme
dieses wunderbaren Kristalls eine anfängliche Osteoporose
immer wieder zurückdrängen konnte.
Oft wurden sogar wieder die Normwerte erreicht.* "

# 6. Die Unterstützung des Zeolith bei Osteoporose

In meiner Praxis behandle ich vorwiegend Patienten nach einer Operation, nach Bestrahlungen und während oder nach einer Chemotherapie mit Zeolith. Die Patienten haben oft schwere Eingriffe wie die Entfernung von Eierstöcken hinter sich und sind meist in denkbar schlechter gesundheitlicher Verfassung. Sie sind oft tagelang nicht in der Lage, normal zu essen und zu trinken und meist bettlägrig.

Diese oft notwendigen, aber leider auch extrem giftigen Behandlungen ziehen immer eine Übersäuerung des Organismus nach sich. (Siehe auch Kapitel „Zeolith gleicht Säure-Basen-Haushalt aus")

Das bedeutet, dass das Risiko an Osteoporose zu erkranken, dramatisch erhöht ist. Daher habe ich es mir seit Jahren zur Regel gemacht, Symptomen, die auf einen Knochenschwund hindeuten, erhöhte Aufmerksamkeit zu schenken und die entsprechenden Laborwerte immer im Auge zu behalten. So bin ich heute in der Lage, auf viele Anwendungsergebnisse im Hinblick auf eine Osteoporose-Therapie und -Vorbeugung mit dem Zeolith zu verweisen.

Wie erfolgreich das Vulkanmineral eingesetzt werden kann, zeigt der Fall eines meiner Patienten, der sich bei einem Skiunfall einen Trümmerbruch des Sprunggelenks an seinem linken Bein zugezogen hatte. Schienbein, Wadenbein und Fersenbein waren in 19 Knochen zersplittert. Nach der Operation sagte der Chirurg, dass die Knochen mit Fett durchsetzt seien und spätestens in einem Jahr die Versteifung des Gelenks notwendig werde. Der Patient nahm Zeolith und Korallenkalk zu sich und machte fleißig seine Wassergymnastik. Fünf Monate nach der Operation nahm derselbe Chirurg die Schrauben und Spezialnägel aus dem Gelenk. Danach fragte er den Patienten verblüfft: „Was haben sie bloß gemacht? Ihre Knochen sind steinhart, ich habe nur mit Mühe die Nägel entfernen können!"

Unsere Knochen sind keineswegs leblose, starre Gebilde, wie wir sie vielleicht noch von dem Skelett-Modell in der Schule in Erinnerung haben. Auch Knochen sind durchblutet und zeigen eine hohe Stoffwechselaktivität, und das nicht nur während des Wachstums. Dabei spielt die Kieselsäure (Siliziumdioxid) eine entscheidende Rolle beim Aufbau der Knochen und der Knorpelmasse.

Die Knochenstruktur unterliegt einem ständigen Umbau – ein Teil ihrer Zellen ist für den Aufbau, ein anderer Teil für den Knochenabbau zuständig. Das Gleichgewicht dieser Prozesse sorgt für gesunde, stabile Knochen und ein starkes Rückgrat.

Zu einem Drittel bestehen unsere Knochen aus Bindegewebe, das für die notwendige Elastizität verantwortlich ist. Die anderen zwei Drittel sind eingelagerte Mineralstoffe, von denen das Kalzium die größte Bedeutung hat. Die Einlagerung von Mineralstoffen in das Bindegewebe sorgt für die erforderliche Stabilität und die Widerstandskraft des Knochengerüstes. Die Grundlagen für stabile Knochen werden in der Kindheit und Jugend, also in der Wachstumsphase, angelegt. Daher spielt eine ausreichende Versorgung mit Kalzium über die Ernährung gerade in dieser Lebensphase eine wichtige Rolle. Sie wirkt sich auf die gesamte spätere Knochenstruktur aus. Bis zum 30. Lebensjahr wird Knochenmasse aufgebaut, danach folgt eine Phase der Stabilisierung. Mit Einsetzen der Menopause, also mit der hormonellen Umstellung, beginnt ein steter Abbau mit rund ein Prozent Knochenmasse pro Jahr bei den Frauen. Bei den Männern setzt dieser Abbau erst ab dem 70. Lebensjahr ein.

## Hormonmangel führt zu Knochenabbau

Es gibt einige Störfaktoren, die den Knochenaufbau behindern beziehungsweise den Knochenabbau beschleunigen können. Da ist zum einen die verminderte Produktion des Hormons Östrogen, wie sie in den Wechseljahren der Frau auftritt. Hinzu kommen äußere Faktoren wie beispielsweise die operative Entfernung der Eierstöcke. Auch Essstörungen wie Bulimie und Magersucht oder auch eine Mangelernährung begünstigen einen rascheren Knochenabbau.

Unterschätzt werden dürfen auch nicht die Folgen von exzessivem Leistungssport, der häufig hormonelle Veränderungen gerade bei Frauen zur Folge hat. Nicht selten kommt es hier zum Ausfall der Regelblutung, was eine Kalziumunterversorgung bereits vor der Menopause nach sich zieht. Das zweite Hormon, an das oft nicht gedacht wird, ist das Insulin. Ein Mangel an Insulin bedingt einen erhöhten Knochenabbau, aber auch eine verminderte Produktion von Kollagen, was zu einer erhöhten Brüchigkeit der Knochen führt. Davon betroffen sind hauptsächlich die Typ 1-Diabetiker.

Auch eine Übersäuerung birgt große Gefahren. Bei einem Überschuss versucht der Körper nämlich die Säure mit Kalzium zu neutralisieren. Er nimmt sich das Mineral unter anderem aus den Knochen, was unweigerlich die Osteoporose begünstigt. Diese dramatische Entwicklung konnte durch Studien des kroatischen Molekularbiologen Prof. Krecimir Pavelić eindeutig nachgewiesen werden.

Das saure Milieu weicht die Dichte der Knochen auf, das Kalzium wird entzogen und mit dem Urin ausgeschieden. Die Forschungsergebnisse von Pavelić bestätigten sich in der groß angelegten „Framingham Osteoporosis Study" in den USA. Dabei wurden Essgewohnheiten und Knochendichtemessungen über Jahre hinweg kontrolliert.

Wie wichtig eine Messung der Knochendichte sein kann, zeigt der Fall eines jungen Mannes im Rollstuhl, der eines Tages von seiner Frau in meine Ordination gebracht wurde. Seit einem Badeunfall war er querschnittgelähmt und an den Rollstuhl gefesselt. Seine Rückenschmerzen quälten ihn, er konnte sich nur mühsam aufrecht halten. Nach Durchlistung seiner Befunde fehlte mir die Knochendichtemessung, die manchmal bei Querschnitt-Patienten vergessen wird.

Als er den Test schließlich machte, wurde klar, dass er übersäuert war und sich seine Knochenmasse langsam abbaute. Aufgrund seiner Unbeweglichkeit fehlten auch die nötigen Anreize der Muskeln auf das Knochengerüst. Ich gab dem Patienten Zeolith, Korallenkalk und Vitamin D3 und ersuchte den Masseur, die Rückenmuskulatur des jungen Mannes zu aktivieren. Schon nach wenigen Wochen zeigte sich eine deutliche Besserung – vor allem die Schmerzen ließen deutlich nach. Sein Knochenapparat war wieder fester geworden. So konnte ich ein wenig Licht in das traurige Schicksal dieses Mannes bringen.

Ein Säureüberschuss entsteht unter anderem bei Stoffwechselstörungen aufgrund von Nierenerkrankungen, chronischer Bronchitis, Magen-Darmstörungen, speziellen Diäten und auch bei Diabetes, hauptsächlich vom Typ 2.

Das bedeutet, dass Diabetiker einerseits aufgrund des Insulinmangels, andererseits aufgrund der chronischen Übersäuerung ein erhöhtes Risiko haben, an Osteoporose zu erkranken. Hinzu kommen noch Ernährungsfehler, wie beispielsweise phosphathaltige Speisen (Wurst, Fleisch) mit Kalzium-Spendern (Käse, Milchprodukte) zu kombinieren. Das führt dazu, dass das Phosphat das Kalzium abbindet, noch bevor der Körper dieses verwerten kann. Wichtig zur Vorbeugung: Trinken Sie wenig Alkohol und vermeiden Sie Nikotin komplett.

Zeolith wirkt aber nicht nur einem Säureüberschuss entgegen, es kann auch sehr erfolgreich in der Zahnmedizin eingesetzt werden. Ich hatte beispielsweise eine Patientin, die sich drei Zahnimplantate einsetzen lassen wollte. Ich riet ihr, zuvor das Gesteinsmehl in die Bohrlöcher im Knochen einfüllen zu lassen. Dadurch kam es zu einem wesentlich besseren Einheilen mit dem Knochenaufbau im Kiefer. Nach der Operation gab es keine Blutergüsse und auch keine Schwellungen. Und die Implantate sitzen fest. Der Zeolith ist besonders empfehlenswert in der Zahnchirurgie, wenn man unter Osteoporose und schwachen Unterkieferknochen leidet.

### Knochenschwund oft eine Zufallsdiagnose

Die Osteoporose wird meist erst im fortgeschrittenen Stadium diagnostiziert. Beispielsweise, wenn der Rücken unablässig schmerzt, oder sich ein Rundrücken oder, wie es im Volksmund heißt, ein „Witwenbuckel" gebildet hat. Oft ist die Krankheit bei Knochenbrüchen eine Zufallsdiagnose. Brüche sind dann schon ernst zunehmende Hinweise, ebenso wie das Abnehmen der Körpergröße oder das bekannte Tannenbaumphänomen. Da die Haut nicht mitschrumpft, bilden sich auf dem Rücken Hautfalten, die wie die Zweige eines Tannenbaumes aussehen. Manchmal kann auch ein Hexenschuss auf eine nicht bemerkte Fraktur eines Wirbels hinweisen. Auch Atembeschwerden können von der Osteoporose verursacht worden sein.

### Wer ist besonders gefährdet?

Patienten, die folgende Medikamente einnehmen müssen:

- Antibabypillen mit einem hohen Anteil an Gestagenen
- Antihormonpräparat Arimidex, das bei Brustkrebs gegeben wird
- Abführmittel – hier wird Kalzium ausgeschieden, bevor der Körper es aufnehmen kann.

- Kortison – hemmt den Knochenaufbau
- Zytostatika wie Methrotrexat – das sind Lebergifte, die bei der Chemotherapie verwendet werden. Sie hemmen die Synthese von Vitamin D3.
- Antiepileptika und Benzodiazepine
- Heparin, Markumar – das sind Blutverdünnungsmittel und kumarin-haltige Medikamente, die zur Blutverdünnung genommen werden und die den Knochenabbau beschleunigen
- Schilddrüsenhormone, wenn sie zu hoch dosiert sind
- Cyclosporine – gegeben nach Organtransplantationen zur Unter-drückung des Immunsystems
- Lithium gegen Depressionen
- Aluminiumhaltige Magenmittel gegen Sodbrennen
- Patienten mit chronischen Nierenerkrankungen (Dialysepatienten)
- Protonen-Pumpen-Hemmer (PPI) gegen starkes Sodbrennen
- Reflux-Ösophagitis, also Entzündungen der Speiseröhre
- Patienten, die zu wenig Bewegung haben, beispielsweise in Folge von Bettlägerigkeit oder einer Behinderung sowie Querschnitts-gelähmte im Rollstuhl.

Menschen, die ein gewisses Risiko haben, sollten einmal im Jahr zu einer Knochendichtemessung gehen und, was mir am wichtigsten erscheint, auf eine knochengesunde Ernährung umsteigen. Wichtige Helfer dabei: Aus-reichend Kalzium (das heißt rund 1500 mg/Tag), Milchprodukte, Quark, Käse, grünes Gemüse, besonders Schnittlauch sowie Haselnüsse.

## Tipp:
Nehmen Sie einen halben Liter Magermilch und drei Scheiben Emmen-taler Käse zu sich – das deckt den Kalziumbedarf für den Tag ab.

Mineralien wie Fluor, Zink und Kupfer sind ebenfalls knochenschützende Substanzen. Ungünstig sind grundsätzlich zu viele säurebildende Nahrungsmittel wie Zucker, hochraffinierte Kohlenhydrate oder Fleisch (wenn übermäßig genossen).

Um Kalzium in der Knochensubstanz einlagern zu können, benötigen wir Vitamin D. Dieses können wir nur zu einem geringen Teil über die Nahrung aufnehmen. Der überwiegende Teil wird in unserem Unterhautgewebe unter dem Einfluss von ultraviolettem Licht gebildet. Das bedeutet, dass

Bewegung an frischer Luft bei Tageslicht – auch bei bewölktem Himmel und im Winter – eine hervorragende Osteoporose-Vorsorge darstellt. Darüber hinaus ist ausreichend Bewegung auch für die Einlagerung von Kalzium in die Knochenzellen wichtig. Sie schützt uns durch stärkere Muskeln und ein besseres Körpergefühl vor Stürzen und damit vor oft schweren Verletzungen.

### Hilfe für Leber und Niere

Wird die Osteoporose durch Medikamente ausgelöst, unterstützt der Zeolith die Leber und die Nieren bei ihrer Entgiftungsarbeit. Eine Überlastung dieser Organe kann so vermieden werden. Die Leber kann wieder eine andere wichtige Funktion verstärkt erfüllen, nämlich die Produktion von Vitamin D.

Entgegen einer weit verbreiteten Meinung nehmen wir dieses Vitamin nicht über die Ernährung zu uns, sondern lediglich eine Vorstufe davon. Erst unter der Einwirkung von Licht baut die Leber dann ein verwertbares, vollwertiges Vitamin daraus. Ohne Vitamin D kann unser Körper Kalzium nicht in die Knochen einbauen.

Ich entsinne mich in diesem Zusammenhang an eine junge Patientin, die unter einer schweren Gelenksentzündung litt. Sie konnte nur mit Mühe die Finger abbiegen, geschweige denn eine Teetasse halten. Die Ärzte hatten ihr Cortison in hohen Dosen verschrieben. Kurze Zeit später erkrankte sie an Brustkrebs. Nun erhielt sie wie üblich und auch sinnvoll eine Antihormontherapie.

Trotzdem zeigte sich zwei Jahre später der Brustkrebs auch auf der zweiten Seite. Als sie mich aufsuchte, hatte sie Rückenschmerzen, genauer gesagt, alle Knochen taten ihr weh. Sie litt unter Osteoporose. Zuerst gab ich ihr Zeolith, um die Leberparameter wieder ins Lot zu bringen. Die junge Frau berichtete mir bald, dass auch ihre Knochenschmerzen nachgelassen hatten. Letztendlich waren Zeolith, Korallenkalk und Vitamin D3 die Stoffe, die sie wieder auf den Weg der Heilung brachten. Nun sind Jahre vergangen, die Patientin ist gesund und kann wieder ohne Probleme ihre Gelenke bewegen.

Beim Natur-Zeolith handelt es sich um so genannte Tetraeder-Silikate. Das sind elementare Bausteine unseres Organismus. In besonders hoher Konzentration lassen sie sich in allen festen Strukturen unseres Körpers finden. Entsteht eine Mangelsituation an Silikaten, bemerken wir das äußerlich häufig an spröden Haaren, brüchigen Fingernägeln und trockener Haut.

Ursache dafür ist eine so genannte „Dekalzifizierung", entstanden durch den Siliziummangel. Unsere Gelenkknorpel nützen sich stärker ab, wir bekommen Schmerzen an Bandscheiben sowie an Knie- und Hüftgelenken. Der Zeolith hilft uns hier einerseits als Silikat, andererseits als Kalziumspender. Im Zuge seiner Ionenaustauschfähigkeit nimmt er ja Schadstoffe auf und spendet dafür fehlende Mineralstoffe – in diesem Fall das Kalzium. Aus meiner jahrelangen Praxis mit dem Zeolith kann ich sagen, dass die tägliche Einnahme dieses wunderbaren Kristalls eine anfängliche Osteoporose immer wieder zurückdrängen konnte. Oft wurden sogar wieder die Normwerte erreicht.

Der Zeolith sorgt in vielen Fällen für eine schnellere Heilung. Beispielsweise auch bei einer Patientin von mir, die einen großen Tumor im Unterkiefer hatte. In einer 13-stündigen Operation wurde das Geschwulst entfernt und der Chirurg ersetzte anschließend den halben Unterkiefer der Frau mit Knochenspänen aus ihrem Beckenkamm. Aus einem Hautmuskellappen bastelte er den Mundboden und ein neues Kinn. Nach ein paar Monaten konnten nun in den wiederhergestellten Unterkiefer Zahnimplantate gesetzt werden. Heute kann die Patientin wieder problemlos essen, beißen und kauen – das verdankt sie auch der intensiven Therapie mit Zeolith und dem beigemengten Gestein Dolomit. Es war diese Mineralien-Gabe, die die Knochenspäne im Kiefer schnell zum Einheilen gebracht hatte.

### Einnahme-Empfehlungen

Ich rate zu einer Kombination von Zeolith-Pulver mit dem Gestein Dolomit. Als Vorbeugung hat sich eine tägliche Gabe von drei bis fünf Gramm morgens zwischen 6.00 und 8.00 Uhr, aufgelöst in einem halben bis dreiviertel Liter Wasser, bewährt. Liegt eine akute Osteoporose-Problematik vor, ist die Dosierung auf bis zu 15 Gramm täglich zu steigern.

Bitte achten Sie darauf, dass Sie das Pulver zeitlich versetzt zum Verzehr von Fleisch- oder Wurstwaren einnehmen, da das in den Lebensmitteln enthaltene Phosphat sich im gegenteiligen Fall mit dem Kalzium binden würde. Das Mineral würde schnell wieder aus dem Körper ausgeschieden werden, statt seine stärkende Wirkung für unsere Knochen entfalten zu können.

*So kann Ihnen Zeolith,
als reines Naturheilmittel,
tagtäglich helfen, die Belastungen unseres stressigen Alltags
besser abzufedern, Umweltgifte zu neutralisieren
und auch bei kleinen Verletzungen
schnelle Hilfe zu leisten.*

# Die Zeolith-Hausapotheke

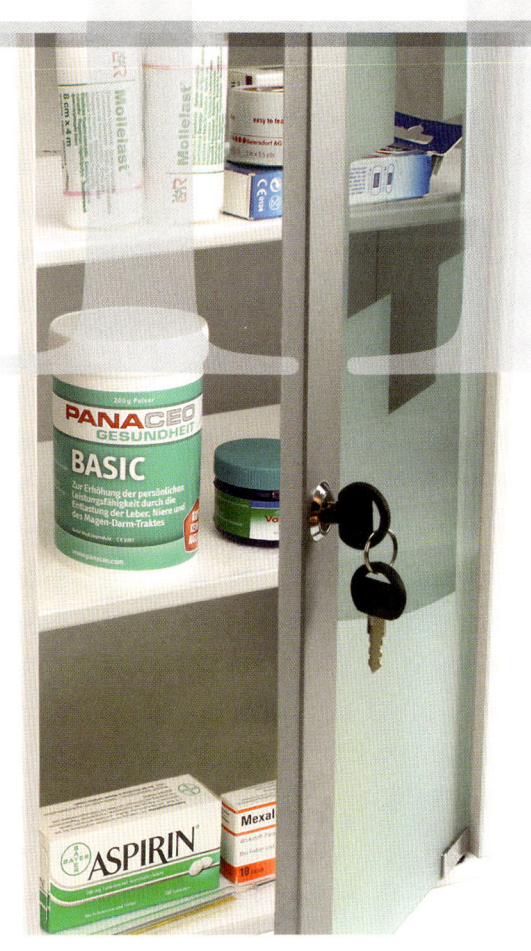

# Die Zeolith-Hausapotheke

Ich habe Ihnen nun schon einige der wunderbaren und heilsamen Wirkweisen des Zeolith beschrieben und hoffe, dass ich Sie anregen konnte, sich mit diesem Geschenk der Natur weiter zu befassen. Da mein Praxisschwerpunkt in der Behandlung von Krebspatienten liegt, galt meine Aufmerksamkeit natürlich der Linderung aller Beschwerden, die mit dieser sehr schweren Erkrankung einhergehen. Im Laufe meiner langjährigen Beobachtungen auf diesem Gebiet durfte ich aber feststellen, dass sich viele der erfreulichen Ergebnisse durchaus auch auf ganz alltägliche und weitaus weniger bedrohliche Beschwerden übertragen lassen.

Einige dieser Anwendungsmöglichkeiten, die ich in meiner täglichen Praxis erprobt habe, möchte ich nun gerne an Sie weitergeben. Sie eignen sich durchaus als Ergänzung für Ihre Hausapotheke. So kann Ihnen Zeolith, als reines Naturheilmittel, tagtäglich helfen, die Belastungen unseres stressigen Alltags besser abzufedern, Umweltgifte zu neutralisieren und auch bei kleinen Verletzungen schnelle Hilfe zu leisten.

Außerdem möchte ich Ihnen in diesem Kapitel einige ebenfalls natürliche Substanzen nahe bringen, die sich in der Kombination mit Zeolith als wirksame Hilfe bei unterschiedlichsten Beschwerden erwiesen haben. Gerade meine besonders geschwächten Patienten haben davon in der Begleitung ihrer Krebstherapien erheblich profitiert.

Wie Sie bereits wissen, verfügt das natürliche Vulkanmineral Zeolith über die einzigartige Eigenschaft, Schadstoffe im Magen-Darm-Trakt aufzunehmen und uns im Austausch wichtige Mineralstoffe zu spenden. Es ist aber auch eine Art Türöffner, da es durch seine Fähigkeit der Reinigung des Darm die Aufnahmefähigkeit für gleichzeitig eingenommene Zellvitalstoffe wie Mineralien und Vitamine entsprechend erhöht. Ein japanisches Patent belegt diese wichtige weitere Fähigkeit des Naturminerals. Dieser positive Effekt lässt sich noch intensivieren, indem man das fein gemahlene Gesteinsmehl gleichzeitig mit natürlichen und gesundheitsfördernden Substanzen einnimmt. Das Mineral wird so quasi zum Taxi, das seine Gäste dorthin transportiert, wo sie dringend benötigt werden.

Einige dieser natürlichen Stoffe, die ich gerne mit Natur-Zeolith empfehle, möchte ich Ihnen nun vorstellen.

## Dolomit

Der Dolomit ist ein Gestein, das fein vermahlen den Körper zusätzlich mit den wichtigen Mineralstoffen Kalzium und Magnesium versorgt. Es ist aus dem Skelett der Korallen entstanden und dem menschlichen Knochen im chemischen Aufbau sehr ähnlich. Durch das spezielle Aktivierungsverfahren sind diese Mineralstoffe für den Körper äußerst gut verfügbar. Besonders geeignet ist die Anwendung für Sportler und natürlich auch in der Osteoporose-Prophylaxe und für Menschen, die mit brüchigen, splitternden Nägeln Probleme haben.

## OPC (Oligomere Proanthocyanidine) + Vitamin C

Unter OPC fasst man die in der jüngeren Ernährungsmedizin erforschten sekundären Pflanzenstoffe zusammen. Neben den Vitaminen und Mineralien gewinnen sie zunehmend an Bedeutung. Sie sind natürliche Radikalfänger und unterstützen viele Schutzmechanismen unseres Körpers. Im Zusammenspiel mit dem Zeolith potenziert sich also die Abwehr von oxidativem Stress, wie er bei allen Erkrankungen und den begleitenden medikamentösen Therapien entsteht.

Um OPC für den Körper nutzbar zu machen, sollte noch zusätzlich Vitamin C zugeführt werden. Sehr gerne setze ich diese Kombination auch bei allen Stoffwechselerkrankungen ein, um die zivilisatorisch bedingten Mangelerscheinungen auszugleichen.

## Weihrauch

Weihrauch (boswellia sacra) wird nicht nur in vielen Religionen bei rituellen Handlungen eingesetzt, sondern auch von alters her weltweit in der Naturmedizin verwendet. Dabei macht man sich seine entzündungshemmenden und abschwellenden Eigenschaften zunutze, die sich besonders bei allen rheumatischen Erkrankungen als wirkungsvoll erwiesen haben. So ist vor allem bei allen Gelenkschmerzen an eine Mischung von Zeolith mit Weihrauch zu denken. Auch in Kombination mit Kortison bei der Therapie von Gehirntumoren und Metastasen ist die abschwellende Wirkung von Vorteil.

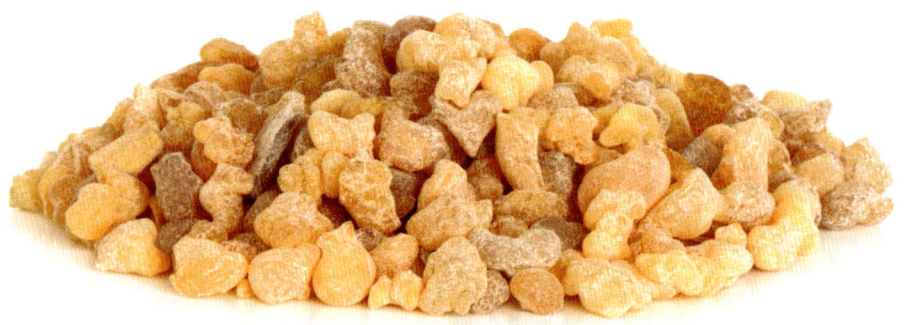

*Hemmt Entzündungen: Weihrauchknollen als Naturmedizin*

## Kurkuma (Gelbwurz)

Kurkuma ist die Gewürzpflanze, die in keiner Currymischung fehlen darf und die ihr die gelbe Farbe verleiht. Warum in Ländern wie Indien gerne Curry verwendet wird, ist auf die antibakteriellen Eigenschaften von Kurkuma zurückzuführen, denen gerade in tropischen und subtropischen Klimazonen besondere Bedeutung zukommt. Kurkuma soll Würmer und Bakterien abtöten und Durchfall verhindern. Außerdem fördert Gelbwurz die Verdauung, denn es erleichtert die Fettverbrennung.

Die Gelbwurzel „Curcuma longa" hat eine etwa 5000-jährige medizinische Tradition. Sie wird in Indien in der ayurvedischen Medizin vorwiegend bei Erkrankungen des Magen-Leber-Galle-Bereichs eingesetzt, aber auch äußerlich bei Hautproblemen. In Europa sind Gelbwurzelarten als Leber- und Gallemittel bereits seit der Antike bekannt. Die Gelbwurzel steigert die Gallesekretion, die für die Fettverdauung so wichtig ist. Sie sorgt nicht nur für eine feine Verteilung der Fetttröpfchen, sondern steigert auch die Aktivität von Verdauungsenzymen und die Darmbewegung.

Forschungsergebnisse aus den USA berichten von der Rückbildung von Darmpolypen, Besserung von Mukoviszidose und einer antikanzerogenen Wirkung von Kurkuma. Nur die Speisen damit zu würzen, ist allerdings nicht ausreichend. Sie sollten zusätzlich auf das Konzentrat in Kapseln zurückgreifen.

Bei der medizinischen Anwendung wird Kurkuma gern mit schwarzem Pfeffer verabreicht, weil in dieser Kombination die Wirkung vervielfacht wird. Die ätherischen Öle aus der Gelbwurzel beruhigen den Darm und lösen schmerzhafte Krämpfe. Aufgrund dieser herausragenden Eigenschaften kombiniere ich Kurkuma sehr gerne mit dem Zeolith bei allen Magen-Darm-Beschwerden, die auf Überlastungen der Leberfunktion zurückzuführen sind. Selbst in der klassischen Schulmedizin wird Kurkuma heute im Hinblick auf seine schützende Wirkung bei Darmkrebs diskutiert.

*Kurkuma unterstützt die Wirksamkeit des Immunsystems sowie die Leber und Gallenfunktion.*

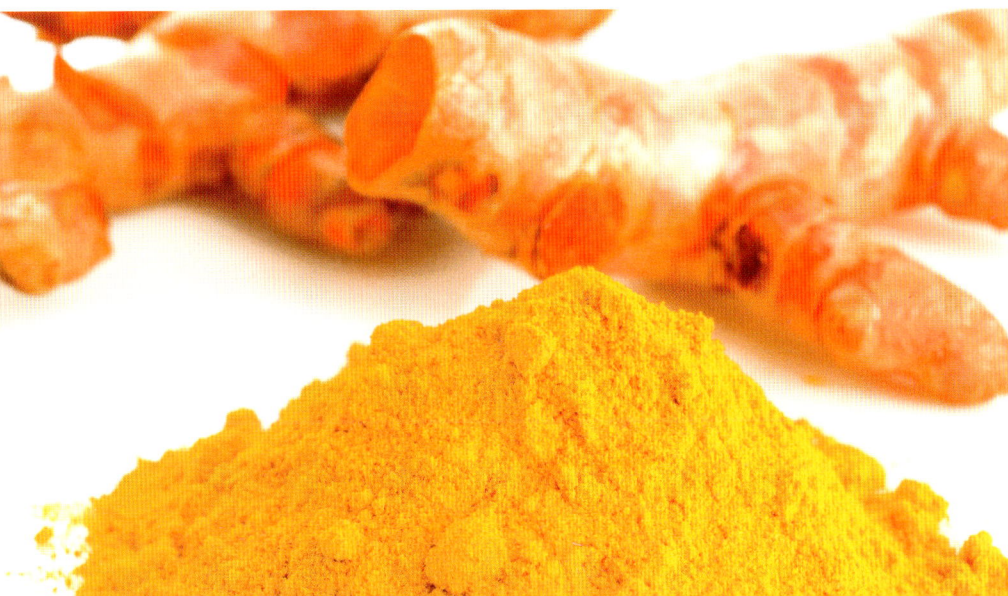

## Guarana

Dabei handelt es sich um ein im Amazonasgebiet vorkommendes Lianengewächs, dessen Samen von den Indios, fein vermahlen, traditionell als anregendes Getränk genossen wird. Im Gegensatz zum üblichen Kaffee enthält es deutlich mehr Koffein, das aber deutlich langsamer freigesetzt wird. So hält die muntermachende Wirkung bis zu sechs Stunden an. Aus der Forschung weiß man, dass die Gerbstoffe die Magenschleimhaut nicht angreifen.

Guarana ist mittlerweile auch in unseren Breitengeraden längst angekommen. Wir begegnen diesem Energiespender in Limonaden, Keksen, Kaugummis, Schokoladen und vor allem in den heute so beliebten Energy-Drinks. Aber auch als reines Pulver oder in Kapsel- und Tablettenform ist es erhältlich und wird gerne in Sportlerkreisen zur Leistungssteigerung genutzt.

Im Zusammenspiel mit Zeolith bietet es sich in allen Fällen an, in denen dem Patienten durch das Plus an Energie zu mehr Lebensfreude verholfen werden kann.

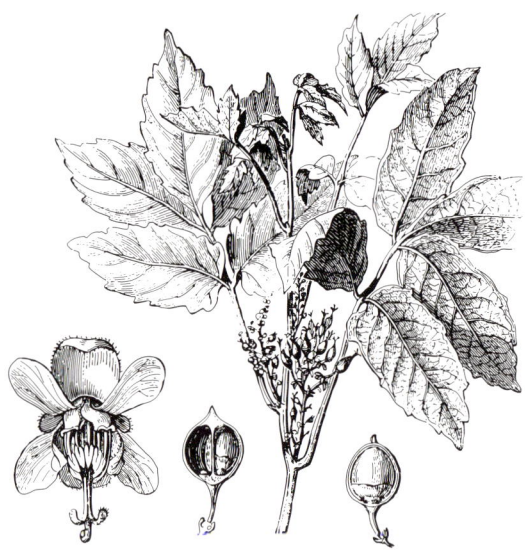

*Guarana für natürliche Lebensenergie*

## Anwendungen von Zeolith mit Zusatzstoffen

### Zeolith bei Verdauungs- und Magen-Darm-Problemen

Gehen die Beschwerden auf eine gestörte Gallenfunktion zurück, empfehle ich Zeolith mit Kurkuma 2-3 x 1 Kapsel täglich. So wird die Gallenproduktion wieder angeregt.

Ein sehr häufiges Begleitsymptom meiner Patienten sind starke Durchfälle. Zeolith hat hier immer sehr erfolgreich gewirkt. Bei derartigen Beschwerden kann ich daher – je nach Stärke der Beschwerden – die Einnahme von 3 bis 6 Mal einem Messlöffel Pulver zu je drei Gramm sehr empfehlen.

Besonders Patienten mit einem künstlichen Darmausgang leiden an mehrfacher wässriger Entleerung. Hier kann die Einnahme des hydrophilen Zeoliths sehr oft die Beschwerden lindern. Auch bei Sodbrennen, das meistens einen Überschuss an Magensäure als Grund hat, wirkt Zeolith aufgrund seines Säure-Basen-Ausgleichs.

Auch eine zusätzliche Einnahme von Probiotika ist sehr günstig, um die gestörte Darmflora wieder aufzubauen. (Siehe auch Kapitel „Neue Probiotika harmonisieren die Verdauung")

## Auflösen von Energiemangel

Menschen, denen es an Energie mangelt, sei es aufgrund einer belastenden Lebenssituation oder im Zusammenhang mit einer Erkrankung oder Medikamenten-Nebenwirkungen, kann Zeolith mit einer Guarana-Beimischung helfen. Allerdings ist darauf zu achten, dass keine Kontraindikation – wie sie für erhöhten Koffeingenuss gilt – vorliegt. Also ist bei starkem Bluthochdruck, Schlafstörungen, Kopfschmerzen, Zittern und erhöhter Reizbarkeit davon abzuraten. In der Schwangerschaft und Stillzeit ist Guarana ungeeignet.

## Überlastung, Sport, Übersäuerung

In diesen Fällen behandle ich die Patienten gerne mit 3 x 3 Zeolithkapseln täglich und gebe zusätzlich Elektrolytkonzentrate (sonst nimmt sich der Körper Kalzium aus dem Körper), Vitamin C und Alpha-Ketoglutarsäure – je nach Schwere ein bis zwei Beutel. Der überlastete Sportler stirbt nämlich nicht an Herzversagen, sondern am Säureschock.

## Diabetes, Arteriosklerose, Fettleber

Hier geht es darum, die gefährdeten Gefäß-Innenwände zu schützen und zu regenerieren. Diese Wirkung des Zeoliths kann noch durch die Kombination sowohl mit OPC + Vitamin C als auch mit Kurkuma potenziert werden. Ich rate zu einer Dosis von 3 x 1 Kapsel täglich als Vorbeugung. Bei fortgeschrittener Erkrankung kann die Dosis auf 3 x 2 bis 3 x 3 Kapseln erhöht werden. Massiv verkalkte Arterien können freilich nicht saniert werden.

## Helicobacter-Gastritis

Sind die Beschwerden der Magenschleimhaut auf Helicobakter-Bakterien zurückzuführen, sollte der Zeolith nicht mit anderen Zusatzstoffen gemischt werden. Hier sollte er pur und am besten nüchtern eingenommen werden. Über einen Zeitraum von mindestens sechs Wochen den Zeolith mit Wasser vermengen und tagsüber schluckweise trinken. Zusätzlich: 3 x 2 Kapseln und abends einen Messlöffel voll Zeolithpulver einnehmen.

## Probleme mit Haut, Haaren, Nägel

Trockene Haut, spröde Haare und brüchige Nägel sind immer Ausdruck eines Nährstoffmangels im Organismus. Dies kann auf eine schlechte Lebensweise zurückzuführen sein oder auch als Folge bestimmter Medikamente oder sonstiger Therapieformen. Auch hier ist der hohe Siliziumgehalt des Zeoliths seit Jahrhunderten als gesundheitsfördernde Substanz und auch als Schönheitsmittel bekannt.

Die Einnahme von täglich 3 x 2 Kapseln oder 2 x 1 Messlöffel zu je drei Gramm Pulver während der belastenden Situation sollte hier sehr hilfreich sein. Die Kombination mit Vitamin A und E sowie Weizenkeim hältigen Pflegeprodukten ist empfehlenswert.

## Hautverletzungen, Verbrennungen, Insektenstiche

Da das Zeolithpuder bei der täglichen Wundversorgung meiner Patienten große und wohltuende Dienste leistete, konnte ich daraus eine Behandlung auch kleiner Verletzungen, wie sie im Alltag geschehen, ableiten.

Entweder pur auf die Wunde aufgetragen oder auch in eine Salbe gemischt, kann der Zeolith seine hydrophile Wirkung voll entfalten. Er saugt das Sekret aus der Wunde auf, wirkt antibakteriell und fördert die Wundheilung. Als Salbengrundlage sind pflanzliche und tierische Fette zu bevorzugen, da sie in die Haut eindringen können.

Besonders schnell nach dem Auftragen ist die blutstillende Wirkung zu beobachten. Auch bei Insektenstichen, Verbrennungen und Herpes leistet das Puder gute Dienste. Puder oder Salbe einfach mehrmals täglich dünn auftragen.

## Hautpflege bei Akne, Rosacea und Neurodermitis

Die antioxidative und entzündungshemmende Wirkung des Zeolith hat sich auch bei allen Hauterkrankungen wie Akne aber auch bei Rosacea (rötliche Schwellungen im Gesicht) und vielen anderen ähnlichen Erscheinungen bewährt. Hier sollten die Betroffenen Zeolith sowohl innerlich anwenden als auch das Puder auftragen.

Die hydrophile Komponente wirkt lokal angewendet sofort schmerzlindernd und abschwellend. Alle Flüssigkeitsansammlungen werden aufgesaugt und die Bildung neuer gesunder Hautzellen gefördert. Innerlich reduziert der Zeolith überschüssige Säuren und die freien Radikale. Bei vielen dieser Hauterscheinungen hat sich allerdings gezeigt, dass Zeolith dauerhaft angewendet werden musste. Wurde die Substanz abgesetzt, kamen die Symptome häufig zurück.

## Schmerzen bei Polyneuropathie

Polyneuropathische Schmerzen haben vielfältige Ursachen, die bis heute noch nicht endgültig erforscht sind. Ebenso wenig ist eine allgemeingültige Heilmethode bekannt. Wir sind diesem Phänomen der Nervenschädigungen besonders in den Beinen bereits im Zusammenhang mit Diabetes, Durchblutungsstörungen und Krebstherapien begegnet.

Gute Erfolge konnte ich häufig mit einer Dosis von 3 x 3 oder sogar 3 x 4 Kapseln Zeolith pro Tag beobachten.

## Entzündungen von Zahnfleisch und Mundschleimhaut

Sollte eine Zahnbehandlung anstehen, besonders wenn dabei an Amalgamfüllungen gearbeitet wird, ist es ratsam, bereits vorab Zeolith einzunehmen, um eine Aufnahme der toxischen Bestandteile wie Quecksilber oder auch von unerwünschten Bakterien in den Körper zu vermeiden. Die Einnahme sollte dann noch einige Zeit nach der Behandlung fortgesetzt werden.

Sind Zahnfleisch oder Mundschleimhaut verletzt, geschwollen und schmerzen, wird eine Spülung mit Zeolithpulver – aufgelöst in Wasser oder Salbeitee – hier schnelle Linderung verschaffen. Die Mundspülung mehrmals täglich durchführen und die Spülung wieder ausspucken. Es ist auch möglich, das Pulver zusätzlich lokal aufzutupfen.

Zeolith ist also nicht nur eine wirksame Unterstützung bei schwerwiegenden Erkrankungen, sondern es kann uns auch bei vielen Wehwehchen im Alltag hilfreich zur Seite stehen. Sowohl als schneller Helfer bei leichten Beschwerden als auch zur Prophylaxe eingesetzt ist es sehr zu empfehlen.

*,,*

*Spätestens dann,*
*wenn Sie ein Antibiotikum schlucken,*
*sollten Sie Zeolith und gleichzeitig spezielle Probiotika*
*mit vielen verschiedenen Keimstämmen einnehmen.*
*Der Zeolith entgiftet, dann bauen Probiotika in Rekordzeit*
*die Darmflora wieder auf und verhindern Schlimmeres wie*
*beispielsweise Dauer-Durchfälle, Blutarmut sowie*
*einen Eiweiß- und Vitaminmangel.*

*,,*

# Neue
# Probiotika

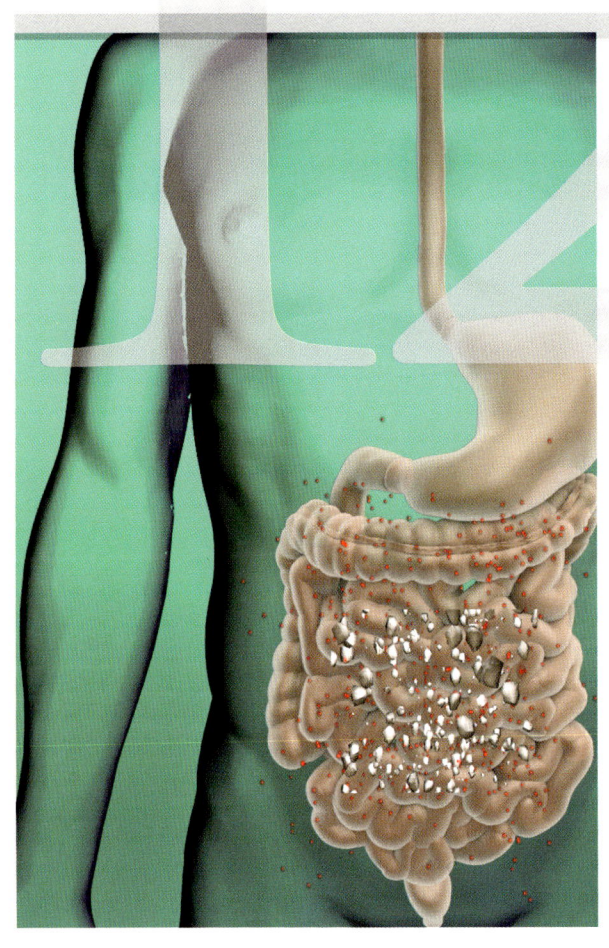

## Gute Zusammenarbeit mit Zeolith
## Neue Probiotika

Ich habe bereits darauf verwiesen, dass die Gabe von Probiotika vor allem bei Darmerkrankungen wie Dauer-Durchfall aufgrund von Antibiotika-Einnahme, Chemotherapie und Cortison-Anwendung eine große zusätzliche Hilfe zur Zeolith-Einnahme sein kann.

Probiotika sind speziell ausgesuchte lebendige und vermehrungsfähige Darmbakterien menschlichen Ursprungs, die einen Nutzen für die Gesundheit bringen, der weit über den primären Nährwert hinausgeht. Die Mikroorganismen sind ein wahres Jugendelixier für den Darm und in Verbindung mit dem Zeolith eine perfekte Anti-Aging-Medizin.

Forscher der Österreichischen Gesellschaft für probiotische Medizin (ÖPROM) konnten kürzlich nach jahrelanger Arbeit die ersten Darmbakterien-Präparate entwickeln, die, wissenschaftlich erwiesen, auch schwerste Verdauungsprobleme überraschend schnell wieder in den Griff bekommen können.

Vor allem wenn wir älter werden, verändert sich vieles im Körper: Die Haut wird trockener, der Stoffwechsel arbeitet fehlerhaft und auch unsere Verdauung verändert sich und mit ihr unser Immunsystem. Durchfall, Verstopfung, Blähungen oder ein Reizdarm sind die oft unangenehmen Begleiter in dieser Lebensphase. Aufgrund von falscher Ernährung kommt es oft auch zu einer Laktose- und Fruktoseintoleranz, die beispielsweise bei einer Mayr-Darmreinigungskur wieder behoben werden kann. (Siehe Kapitel „Die moderne Mayr-Kur bringt den Darm in Schwung")

Die dramatischen Veränderungen im Darm entstehen meist aufgrund starker Medikamente, einer Chemo- oder Strahlentherapie sowie einer geringeren Sauerstoffzufuhr infolge von zuwenig Bewegung. Hefepilze wie Candida albicans können sich in der feuchten Wärme des Darms stark vermehren, sie überwuchern die Darmschleimhaut und blockieren so die Aufnahme von Vitalstoffen. Es kann zu massiven Blähungen und zu einer Schädigung des Immunsystems kommen.

Dadurch werden unsere unsichtbaren Helfer im Darm, die positiven Bakterien, nicht nur in ihrer Anzahl dezimiert, sondern vor allem auch in ihrer Vielfalt. Speziell drückt sich dies in einer Abnahme der obligaten Darmflora (Escherichia coli, Enterokokken, Bifidobakterien, Lactobazillen) und einer Zunahme von pathogenen Bakterienarten (Salmonellen, Campylibacter, Shigellen, Clostridien) aus. Unsere Nahrung wird dann nicht mehr verdaut, sondern vergärt. Es kann Methangas entstehen, das wiederum die Leber schädigt und unangenehme Blähungen verursacht.

Unsere Widerstandskraft gegenüber schädlichen Keimen, denen wir vor allem im Winter in hohem Maße ausgesetzt sind, wird herabgesetzt. Es gilt, gerade mit zunehmendem Alter eine gesunde Verdauungsfunktion herzustellen – sie ist ein Hauptfaktor bei der Erhaltung der Gesundheit und des Wohlbefindens im Alter.

Erkrankungen, die in einem engen Zusammenhang mit einer gestörten Darmflora auftreten können, sind unter anderen: Asthma, Migräne, Neurodermitis, Nesselsucht und Diarrhoe.

### Zehn Bakterienstämme gegen Dauer-Durchfall

Die jetzt neu entwickelten, besonders aktiven und säureresistenten Probiotika können den Darm in bisher nicht gekanntem Ausmaß stärken und der Verdauung wieder auf die Beine helfen. Sie bestehen aus den wichtigsten hochwirksamen Bakterien-Leitkeimstämmen, die den Verdauungstrakt in all den unterschiedlichen Regionen vom Magen bis zum Dickdarm besiedeln können und damit eine optimale Funktion der Verdauung ermöglichen und zusätzlich die komplette Immunfunktion stärken. Rund die Hälfte aller Krebs- und Chemotherapiepatienten leidet oft wochen- und jahrelang unter Durchfällen. Die neuesten Studien zeigen, dass die modernen Probiotika mit ihren bis zu zehn speziell ausgewählten

Bakterienstämmen die gefährliche Diarrhoe erfolgreich bekämpfen. Dies geschieht unter anderem über die Senkung des pH-Wertes im Darm, sodass sich krankmachende Keime wie beispielsweise „Clostridium difficile" nicht vermehren können. Gleichzeitig kann sich die Darmflora regenerieren und für eine Vermehrung von Immunzellen sorgen.

Es ist die „dritte Generation" dieser unentbehrlichen Helfer des Menschen, welche die bislang kaum vorstellbaren Erfolge in der Prävention und Therapie von Darmproblemen möglich macht.

Heute können die Forscher probiotische Wirkstoffe ganz gezielt für medizinische Aufgabenbereiche designen. Grundlage dafür sind molekulargenetische Untersuchungen der einzelnen Bakterienstämme. So ist es möglich, den Aktivitätsradius einzelner Bakterienspezies exakt zu definieren und jene Stämme zu kombinieren, die sich ideal ergänzen.

### Perfekter Schutz für die Darmflora

Da können die Bakterienkulturen in fermentierten Lebensmitteln wie Käse, Sauerkraut oder Würsten und auch solche im klassischen probiotischen Joghurt nicht annähernd mithalten: Sie haften im Gegensatz zu den Probiotika der dritten Generation nicht an der Schleimhaut an, haben keine Vermehrungsfähigkeit und überleben die Magen-Darm-Passage nur in geringem Umfang. Ihre positiven Effekte auf die Gesundheit bleiben so gering.

Vor allem spezielle Bifidobakterien und Lactobazillen spielen eine entscheidende Rolle bei der Gesundheit der Darmflora. Die Festigkeit der Darm-Innenwände ist hier das Maß aller Gesundheitsdinge: Nur wenn diese Frontlinie unversehrt steht, können pathogene Keime am Eindringen in den Blutkreislauf gehindert werden.

Wenn aber die Verdauung nicht mehr richtig funktioniert, brechen die „Tight junctions" auf; das sind Nahtstellen an der Darmoberfläche, die uns vor Giftstoffen, Krankheitserregern und Allergieauslösern schützen. Eine biochemische Kaskade kommt in Gang, die kein Halten mehr kennt. Konservierungsmittel, Farbstoffe, die Spritzmittel auf dem Obst und natürlich auch Krankheitserreger dringen in das Gewebe ein und können sich ungehindert ansammeln.

Darüber hinaus ist eine verminderte Gesamt-Bakterienflora, wie sie mit zunehmendem Alter immer häufiger zu finden ist, die Ursache für eine verringerte Aufnahme von Anti-Aging-Substanzen – einerseits von Vitaminen und Spurenelementen, andererseits aber auch von Hormonen. Diese Fehlbesiedlung der Darmflora kann nun durch die Ansiedlung entsprechender probiotischer Leitkeimstämme optimal ausgeglichen werden.

## Keine Antibiotika ohne gute Darmbakterien

Spätestens dann, wenn Sie ein Antibiotikum schlucken, sollten Sie Zeolith und gleichzeitig spezielle Probiotika mit vielen verschiedenen Keimstämmen einnehmen. Der Zeolith entgiftet, dann bauen Probiotika in Rekordzeit die Darmflora wieder auf und verhindern Schlimmeres wie beispielsweise Dauer-Durchfälle, Blutarmut sowie einen Eiweiß- und Vitaminmangel.

Eine unangenehme Folge von Antibiotika kann auch das so genannte „Overgrowth-Syndrom" sein, bei dem es zu einer Überwucherung weiter Dünndarmabschnitte mit Keimen der Dickdarmflora kommt. Die normale physiologische Dünndarmflora mit ihren Lactobazillen und Enterokokken wird zurückgedrängt und durch anaerobe Fäulnisbakterien ersetzt.

Es kommt zu einer Beeinträchtigung des Resorptionsvermögens der Dünndarmschleimhaut mit Symptomen wie Blähungen, krampfartigen Leibschmerzen sowie Mundgeruch und Flatulenz.

Als weitere Ursache des Overgrowth-Syndroms gelten Lebererkrankungen, wie Schleimhaut schädigende Medikamente und Gifte verschiedenster Art. Die neuen Probiotika können auch hier schlimmen Erkrankungen vorbeugen und eine Harmonie im Körper herstellen.

Es gilt also wie immer die alte chinesische Weisheit: „Die Gesundheit liegt im Bauch".

> *In der Mayr-Kur erlernen die*
> *vom Alltagsstress Verhärmten*
> *wieder mehrere Gänge runterzuschalten,*
> *trainieren eine neue Esskultur,*
> *einen entsprechenden Lebensrhythmus*
> *und so nebenbei specken sie auch noch ab.*

# 13

## *Darm-Kuren verstärken die Zeolith-Wirkung*

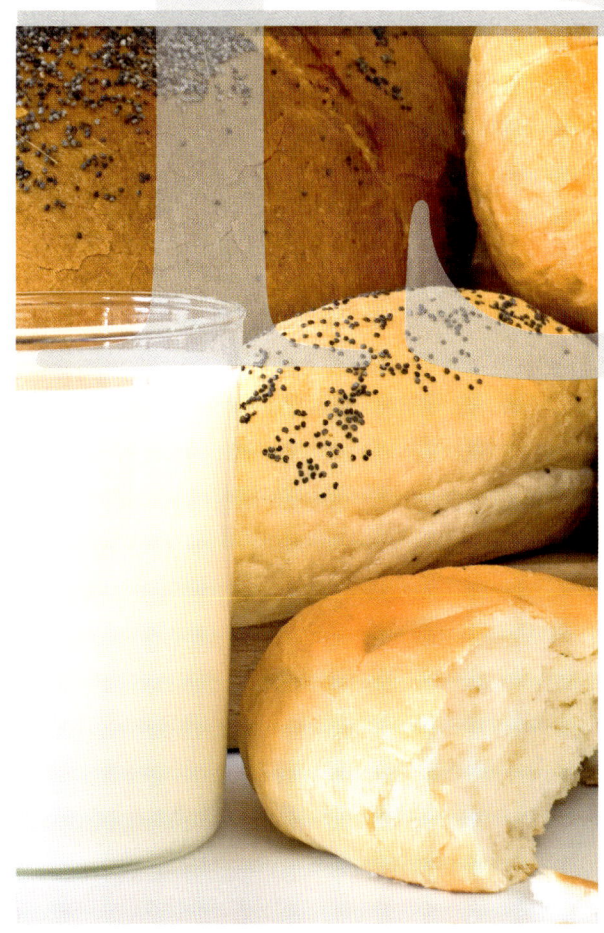

# Klassische Darm-Kuren verstärken die Zeolith-Wirkung

## 1. Moderne Mayr-Medizin: Wieder richtig essen lernen

Ein gesunder Darm ist die Voraussetzung für eine Heilung und General-sanierung des Körpers. Vor allem auch in der Vorbeugung sollte man des-halb in regelmäßigen Abständen seinen Darm gründlich säubern und von Giftstoffen und Schlacken befreien.

Ich möchte Ihnen jetzt zwei Entgiftungskuren vorstellen, die den Körper in starkem Maße verjüngen und effektiv zu einer wirklich ganzheitlichen Gesundheit beitragen können. Sie sind bestens geeignet, die segens-reichen Wirkungen des Zeolith-Klinoptilolith noch zu verstärken. Regelmäßig betrieben, können sie zu einem langen Leben bei guter Gesundheit beitragen.

Sowohl bei der modernen F.X. Mayr-Kur als auch bei der indischen Ayurveda-Kur lernen Sie zudem auch falsche Ernährungs- und Lebens-gewohnheiten abzulegen und für sich eine neue, individuelle und nach-haltige Gesundheitskultur zu etablieren.

## Auf dem Königsweg der Heilung:
## Der Mensch ist, was er verdaut

Ein Erfahrungsbericht:

Entertainer Thomas Gottschalk braucht sie zur Entgiftung und Ent-schlackung, sein Kollege Harald Schmidt lässt sich regelmäßig durch sie generalüberholen und Schauspieler Sean Connery tankt über sie frische Kraft für neue Filmrollen. Die altehrwürdige „Milch-Semmel"-Fastenkur des österreichischen Naturarztes Franz Xaver Mayr feiert im neuen Gewand als „königlicher Heilweg" eine überraschende Renaissance.

Werner Kauder kaut 50, 60 Mal an einem altbackenen Dinkelfladen so hingebungsvoll, als ob dieser eine kulinarische Offenbarung wäre. Vor dem Hinunterschlucken vermischt der Manager aus München den jetzt gut eingespeichelten Speisebrei noch mit einem Teelöffel Schafsjoghurt. „Ich lerne", sagt er hinterher ganz entspannt, „wieder richtig zu essen."

Und genau das soll der an einem Burnout-Syndrom leidende Workaholic auch, denn das fast nährwertfreie alte Brötchen ist nur Mittel zum Zweck – es ist der Kautrainer Nummer 1 in jedem F.X. Mayr-Gesundheitszen-trum. Hier sollen die Gäste wieder das Einmaleins des gesunden Essens lernen, das Ihnen wahrscheinlich schon Ihre Großmütter predigten: Gut gekaut ist halb verdaut.

Alles dreht sich in den Mayr-Kliniken um eine optimale Verdauung und die daraus folgende Entschlackung, Entsäuerung und Entgiftung des in der modernen Fastfood-Welt so arg beanspruchten menschlichen Darmes. Es gilt die Kardinalfehler unserer Ernährung zu vermeiden: Wir essen zu viel, zu spät, zu schwer und vor allem zu schnell. Der Mensch ist nicht das, was er isst, sondern das, was er verdaut.

## Die Verdauung beginnt beim Kauen

Die Formel der gesunden Ernährung lautet demgemäß individuelle Ver-dauungsleistung Mal Lebensmittel. Der Mayrschen Philosophie nach ist der Zustand des Verdauungstraktes damit vor allem anderen zuerst zu behandeln. Das Kalorienzählen vieler Diät-Päpste bringt da nur wenig. Es ist vielmehr wie bei einem Brennofen. Zuerst musst du ihn entrußen und reinigen und dann kannst du dich darum kümmern, welches Brennmaterial das beste für den jeweiligen Ofen ist. Anhand der Bauchform, der Körperhaltung, des Zustandes der Haut, der Augen und Nägel stellt der Mayr-Arzt seine Diagnostik und gibt dann seine Diät-Anweisungen und die Hinweise zur optimalen Esskultur.

Diese ist ein Hauptkriterium der Mayr-Methode: Da wird die zwei bis vier Tage alte, luftgetrocknete und eben nicht mehr knusprige Kur-Semmel und andere Nahrung lange genug ordentlich gekaut, statt wie im Alltagsstress nur allzu oft einfach hinuntergeschlungen. Magen und Darm haben so ausreichend Zeit, sich auf die Nahrungsaufnahme vorzubereiten und die Produktion der Verdauungssäfte kann bereits in der Mundhöhle über die Ausscheidung von Sekreten rechtzeitig beginnen. Für die Mayr-Jünger sind es die durch Fehlverdauung in einem beständig überforderten Darm entstehenden Gifte aus Gärung und Fäulnis, die den Menschen krank und damit vorzeitig alt und hässlich machen.

Die lange vergessene Uralt-Botschaft kommt an. Inzwischen propagieren bereits weit mehr als 1.000 an Franz Xaver Mayr orientierte Ärzte in Deutschland und Österreich die regelmäßige Generalreinigung des Darms mit seiner Tennisplatz großen Oberfläche als Grundlage einer umfassenden Regeneration von Körper, Geist und Seele.

### „Gemeinschaftsküche für den Organismus"

Der empirische Darmforscher Mayr hatte bereits Anfang des 20. Jahrhunderts begonnen, jeden Patienten wie einen Verdauungskranken zu behandeln. Er erkannte als Erster den Zusammenhang zwischen der Darmtätigkeit und dem allgemeinen Gesundheitszustand – das kam einer medizinischen Revolution gleich. Für ihn war der Darm die „Gemeinschaftsküche für den Organismus".

So verordnete er seinen Patienten im k.u.k.-Kurort Karlsbad in Böhmen und später in Wien völlig neue Ernährungspläne. Mayr reduzierte nicht nur die Menge der Nahrung, sondern auch deren Zusammensetzung. Aufgrund seiner beeindruckenden Heilerfolge pilgerten damals Prominente wie Baron de Rothschild, Konrad Adenauer, der Vizekönig von Indien oder Henry Ford zum gestrengen Fasten-Doktor aus der Steiermark. Seine Kur galt als Geheimrezept für langes Leben.

Und auch heute schwören vor allem ausgebrannte Leistungsmenschen und von der konventionellen Schulmedizin Enttäuschte wieder auf die wirksame und vergleichsweise preiswerte Präventions- und Lebensstilmedizin. Viele gestresste Zeitgenossen, die sich nur noch müde, abgeschlagen und lustlos fühlen. Immer wieder hören Mayr-Ärzte von ihren Patienten solche Sätze: „Ich komme früh kaum aus dem Bett, meinen Job machte ich nur noch wie in Trance."

## Operation ohne Messer

In der Mayr-Kur erlernen die vom Alltagstress Verhärmten wieder mehrere Gänge runterzuschalten, trainieren eine neue Esskultur, einen entsprechenden Lebensrhythmus und so nebenbei specken sie auch noch ab. Nach der „Operation ohne Messer" entdecken die meisten Patienten an sich eine neue kostbare Sensibilität und Sinnesschärfung. Nach dem Großreinemachen im Darm spüren sie wieder die natürlichen Reflexe wie Hunger und Sättigung. Die Kur soll letztendlich den Impuls geben, seine individuelle Gesundheitskultur zu entdecken.

Immer mehr Menschen wollen weg von der Chemie der Schulmedizin und sind bereit in ihre eigene Gesundheit zu investieren, bevor es zu spät ist – die Rückbesinnung auf natürliche Heilwege ist in vollem Gange. Und auch die etablierte Medizin erkennt endlich die Wichtigkeit des Darms als „Wurzelsystem der Pflanze Mensch" an.

Mit fortschreitendem Wissen um die Ernährung veränderte sich die als königlicher Heilweg beschriebene Mayr-Therapie. Heute ergänzen nach den Erfordernissen der Zeit und dem medizinischen Wissenszuwachs zusätzliche Vitalstoffe wie das natürliche Entgiftungsmineral Zeolith-Klinoptilolith, milde sportliche Aktivität und Hilfe auf dem Weg zur Selbstfindung die bekannten „Drei S" Mayrs – die berühmten „Sechs S der Modernen Mayr-Medizin" lauten nun:

- Schonung
- Säuberung
- Schulung
- Substitution
- Sport
- Selbstfindung

Allerdings schließen sich bislang nicht alle Mayr-Ärzte der modernen Form der Mayr-Therapie an. Es sind daher heute zwei Ausprägungen zu finden, teils mit Übergangsformen: die traditionelle Mayr-Kur und die moderne Mayr-Medizin.

### Die moderne Mayr-Medizin im Kommen

Die traditionelle F.X. Mayr-Kur basiert auf der Beobachtung, dass eine Fehlfunktion des Darms der Auslöser für viele körperliche und seelische Beschwerden ist. Basismaßnahmen sind daher intensives Kauen einer einfachen, leicht verdaulichen und stark kalorienreduzierten Kost, wohldosiertes Abführen und Reinigung des Darmes und die Behandlung des Bauches. Die Bauchbehandlung des erfahrenen Mayr-Arztes besitzt daher einen entscheidenden Einfluss auf den Erfolg. Die klassische Kur ist auch als Milch-Semmel-Diät bekannt.

Die moderne Mayr-Medizin baut auf dem Gedankengut von Mayr auf und ergänzt die Frühdiagnostik um moderne schulmedizinische und komplementärmedizinische Verfahren, wie beispielsweise verschiedene Testverfahren zum Ausschluss von Allergien und Unverträglichkeiten. Die Behandlung bezieht sich auch nicht nur auf die Prinzipien Schonung (wenig essen), Säuberung (salinische Wässer) und Schulung (langsames und gründliches Kauen) der traditionellen Kur. Die moderne Mayr-Medizin umfasst eine Regeneration sowohl auf körperlicher Ebene als auch auf Zellebene und der des Vegetativums sowie der Psyche. Durch die genannten Maßnahmen wird der Kurende in die Lage versetzt, sein Leben nach der Kur nicht nur gesundheitlich besser, sondern auch psychisch zufriedener, leichter und erfüllter zu bewältigen.

Die moderne Mayr-Medizin beschränkt sich nicht auf einseitige Diätempfehlungen. Das umfassende Diagnose- und Therapiekonzept erfüllt alle Anforderungen an ein modernes Ernährungsprogramm und trägt auch dazu bei, Übergewicht nachhaltig zu reduzieren. Wenngleich auch heute noch die Semmel zur Kauschulung zum Einsatz kommt, sind die Ernährungsrichtlinien während einer Kur sehr viel variabler geworden. Sie sind immer abhängig vom jeweiligen Gesundheitszustand und Konstitutionstyp des Gastes. Nahrungsunverträglichkeiten wie Weizen und Kuhmilch werden uneingeschränkt berücksichtigt.

Durch die so genannte „milde Ableitungsdiät" – eine vegetarische Kost nach Mayrschen Prinzipien – fällt heilendes Fasten, ohne zu fasten, sehr leicht. Der Hunger bleibt so während der Kur meist ein Fremdwort.

## Wie Phönix aus der Asche

Doch vor der neuen Leichtigkeit des Seins muss gar mancher Veränderungswillige durch ein Tal der Tränen, um dann auf der anderen Seite wie Phönix aus der Asche steigen zu können. Vor allem am dritten und vierten Fastentag spielt bei vielen Patienten die Phantasie verrückt. Beim kargen Frühstück träumt gar mancher offen von Schwarzwälder Kirschtorte, Eiern mit Speck oder einem Wiener Schnitzel. Doch schon bald ist der Spuk vorbei – aufkommende Hungergefühle und Kopfschmerzen sind mit reichlich Wasser und Kräutertee rasch zu bekämpfen.

Und die vormittägliche leichte Gemüsebrühe erscheint dem Kurgast in diesem Meer von Dinkelfladen schon als ekstatischer Anreger für die Geschmacksknospen. Die persönliche Betreuung beinahe rund um die Uhr durch den behandelnden Mediziner, die Kneippschen Anwendungen, Einläufe, spezielle Bauchmassagen – all dies summiert sich schließlich zu einer aufwändigen, naturgemäßen Heilkunst, für die das Wort „Milch-Semmel-Kur" ein irreführender Begriff ist. Schnell schaltet der Körper auf die „innere Ernährung" um, sprich, er verarbeitet Stoffwechselprodukte, die bisher vom Körper nicht weiterverwertet wurden.

Für die Gestressten ist das Heilfasten auch eine Frage der Effektivität. Viele wollen den größten Erfolg innerhalb der kürzest möglichen Zeit, um anschließend wieder energiegeladen an der Karriere weiterarbeiten zu können. So kämpfen sie einmal im Jahr drei oder vier Wochen lang mit Tee, unpasteurisierter Vorzugsmilch und gut gekauten Semmeln gegen schlechte alte Ess- und Lebensgewohnheiten und für eine bessere Lebensqualität.

Durch die radikale Entgiftung des Darms purzeln nicht nur die Pfunde gewaltig, auch Herz-Kreislauf-Erkrankungen werden positiv beeinflusst, Verstopfung und Depressionen verschwinden. Auf der Indikationsliste stehen des weiteren Stoffwechselerkrankungen, Diabetes, Bluthochdruck, rheumatische Erkrankungen sowie Über- und Untergewicht. Auch hormonelle Beschwerden können erfolgreich therapiert werden.

## Sauer macht gar nicht lustig

Ich erinnere mich an eine Möbelhändlerin mit der Diagnose Bandscheibenvorfall, die die Befreiung ihres Darms von Schadstoffen beispielsweise als Ursache dafür sah, dass sie sich nach ihrer Mayr-Kur endlich wieder unbeschwert bewegen kann. Eine andere junge Frau verspürte nach fünf Monaten Dauersodbrennen keine Schmerzen mehr – und das nach zweiwöchiger Mayr-Kur. Ein Mittfünfziger hatte nach drei Wochen seine vom Weichteilrheuma kommenden Dauerschmerzen verloren und konnte wieder wie ein Wiesel Treppen steigen. Und da war die zaundürre US-Schauspielerin, die unter Bulimie litt – sie fand ihren normalen Appetit und das seelische Gleichgewicht wieder, nachdem sie eine schmerzhafte „Kurkrise" mit Migräne und Übelkeit durchgestanden hatte.

Entsäuerung ist ein Hauptziel beim „Mayrn". Beinahe schon legendär ist jener Hamburger Hotelbesitzer, der eine so saure Ausstrahlung gehabt haben soll, dass ihm die Milch gerann, die er in die Teetasse goss. Eine zu säurehaltige Nahrung bildet mitunter die Grundlage für viele Zivilisationskrankheiten. Als „sauer" gelten vor allem tierisches Eiweiß in Fisch, Fleisch und Käse, zudem Alkohol, Kaffee und Nikotin aber auch Nudeln, Reis und verschiedene Obstsorten.

Dass man „sauer" als Synonym für einen negativen seelischen Zustand benutzt, spiegelt übrigens das unbewusste Wissen des Menschen über die Schädlichkeit dieser Stoffe. Entsprechend eher „basisch" ist die Kost, die am Ende der Mayr-Kur den Organismus sachte wieder ans Alltagsessen gewöhnen und auch für den späteren Speiseplan empfohlen wird: Suppen, Gemüse, bestimmte Obstsorten und vor allem mit Kräutern gewürzte leichte Speisen kommen jetzt auf den Tisch.

Bereits in der zweiten Kurwoche macht sich bei manch einem Euphorie breit. Das Heilfasten setzt Glückshormone frei. „Ich fühle mich wie neugeboren und höre plötzlich die Vögel zwitschern", stellt Manager Kauder beim morgendlichen Joggen fest. Ein wenig Ungläubigkeit schwingt in seinen Worten mit. So als könnte er sein neues Lebensgefühl kaum fassen. Von seinem Burnout-Syndrom ist nach vier Wochen nichts mehr zu spüren: „Ich könnte vor lauter Lebenslust jauchzen!"

*„ Dort, wo chemische Medikamente*
*mit ihren Nebenwirkungen häufig mehr schaden als nützen,*
*bietet Ayurveda eine wirksame Hilfe*
*oder zumindest begleitende Unterstützung."*

# 2. Mit Ayurveda wieder ins Gleichgewicht kommen

Ich war 25 Jahre als Krankenhaus-Ärztin tätig als ich beschloss, dieses Kapitel meines Lebens zu beenden. Mein einstiger Traumberuf hatte begonnen, mich krank zu machen. Ich konnte es nicht länger ertragen, zu sehen, wie unmenschlich Patienten in unserer westlich-zivilisierten Welt behandelt wurden. Wissenschaftliche Diagnose, Symptombehandlung, Operation, Chemo- und Strahlentherapie – das waren die standardisierten Abfolgen, die meinen ärztlichen Alltag bestimmten. Und was kam dann? Nichts mehr! Das war weder für meine Patienten noch für mich eine befriedigende Situation.

Schon lange hatte ich mit der indischen Ayurveda-Medizin geliebäugelt. Die jahrtausende alte Lehre vom gesunden und langen Leben faszinierte mich. Und so buchte ich spontan eine Reise nach Kerala, dem Ursprung dieser ältesten Heilkunst der Menschheit. Ein Neubeginn oder nur einfach ein Bildungsurlaub? Ich wusste es zu diesem Zeitpunkt noch nicht.

Ein aus dieser Gegend stammender Kollege hatte den Kontakt zu einem Professor für Ayurveda-Medizin vermittelt. Eine sehr liebe Freundin begleitete mich. Sie eine absolute Alternativmedizinerin, ich eine klassische Schulmedizinerin – eine perfekte Mischung. Die Reise führte uns über Bombay nach Trivandrum, dem Zentrum des Ayurveda.

Der Begriff Ayurveda setzt sich aus den dem Sanskrit entstammenden Begriffen ayus (= Leben, Lebensspanne, langes Leben, Gesundheit, Glück) sowie veda (= Wissen, Weisheit, Wissenschaft) zusammen. Es geht also um die Wissenschaft von einem langen und glücklichen Leben – ein unverkennbar ganzheitliches System. Die Grundlagen des Ayurveda – die vedischen Schriften – entstanden vor rund 5000 Jahren und wurden seitdem hauptsächlich mündlich überliefert, bis das wertvolle Wissen um 1500 vor Christus erstmals schriftlich festgehalten wurde.

Die frühesten Veden befassten sich mit den Gesetzmäßigkeiten der Natur als Maßstab für Ordnung und Existenz. Das Gleichgewicht der Elemente war das Hauptthema. Und so betrachtet diese Tradition auch heute noch die Krankheit eines Menschen als Ungleichgewicht seines ganz individuellen Gesundheitssystems.

Auch im Westen ist inzwischen die Einteilung in drei unterschiedliche Gesundheitstypen bekannt, in die so genannten Doshas mit den Bezeichnungen Vata, Pitta und Kapha. Sie stehen für unterschiedliche Stoffwechseltypen, deren Charakteristika sich aber durchaus auch in unterschiedlichen Temperamenten widerspiegeln. Diesen Doshas werden auch die Eigenschaften der Naturelemente Luft, Wasser, Feuer und Erde zugeordnet.

Jeder Mensch hat von Geburt an eine nur ihm eigene Kombination dieser Elemente mitbekommen, die seinen Konstitutionstypus bestimmt und ihn unverwechselbar macht. Von inneren und äußeren Faktoren abhängig, bleibt er in seinem Gleichgewicht oder gerät aus seinem vorgegebenen System. Wir werden krank, wenn geistige und körperliche Funktionen gestört werden und kein Ausgleich stattfindet. Ayurveda zielt dann darauf ab, ein erhöhtes Dosha zu mindern oder ein geschwächtes zu stärken, so dass der Mensch wieder in seine ihm gemäße Balance kommt.

Wenn wir in unserer traditionellen Heilkunde forschen, finden wir ganz Ähnliches bei Hippokrates und seiner Humorallehre. Der Urvater der westlichen Medizin unterschied die Menschen nach den Körpersäften Blut, Schleim und Galle in Melancholiker, Choleriker, Phlegmatiker und Sanguiniker.

Die größte Ayurveda-Klinik in Südindien ist umgeben von einem duftenden Park aus Heilkräutern und Pflanzen, alles leuchtet in prächtigen Farben. Beim Betreten der Klinik waren wir von der Armut, die dort herrschte, zunächst erschüttert und doch fielen uns gleichzeitig die gesunde Haut und die prachtvollen Zähne der Menschen auf. Geduldig und liebevoll wurden die Patienten von Ärzten und Personal betreut. Jeder schien unendlich viel Zeit zu haben und man konnte deutlich sehen, dass sich dies auch auf die Patienten wohltuend auswirkte.

Die ausführliche Erstuntersuchung, besser gesagt das einführende Gespräch, dauerte mindestens eine Stunde. Nicht nur das Leiden der Patienten wurde besprochen, auch die Familienverhältnisse, die berufliche Situation, der soziale Stand, die Ernährung – kurz, das gesamte Lebensumfeld wurde gründlich beleuchtet. Nicht ein Organ, ein Symptom, nein, der ganze Mensch in all seinen Facetten wird behandelt. So hatte ich es mir immer gewünscht und ich wusste plötzlich, warum mich mein Weg hierher geführt hatte.

Je nach Stoffwechseltypus erhält der Patient klare Anweisungen für die nötigen Veränderungen in seinem Lebensstil. Dabei wird gerade der Ernährung ein großer Stellenwert eingeräumt. Der Kranke wird angehalten, künftig natürliche Lebensmittel im Sinne von „Mittel zum Leben" zu essen und nicht sterile Fabriknahrung mit geringem Nährwert.

Über das, was Armut bedeutet, könnte man hier an der Südspitze Indiens trefflich philosophieren. Doch es ist offenkundig: Die Menschen in Kerala tragen Kleidung aus Naturmaterialien wie Seide oder Baumwolle, gefärbt mit natürlichen Farben. Sie kennen keine chemischen Anilinfarben oder Plastik. Der Schmuck ist fast immer aus Gold, dem auch eine Heilwirkung zugeschrieben wird. Kleine Mädchen bekommen zu Festlichkeiten bereits Goldringe als zukünftige Mitgift und keinen Modeschmuck, der Allergien verursachen kann.

Außerhalb der Hotels gab es keine Kühlschränke. Speisen werden ausnahmslos frisch zubereitet. Anfangs erforderte das viel Geduld von uns. Besuchten wir ein Restaurant, hieß das erst einmal warten; und wir warteten lange, denn erst nach unserer Bestellung wurde begonnen, die Speisen zuzubereiten. So lernten wir bald, den wundervollen Sonnenuntergang am Meer zu genießen, und schnell passten wir uns dieser entspannten Lebensweise an. Ob es uns wohl gelingen würde, etwas von diesem Lebensstil mit nach Hause zu nehmen?

*Labsal für Körper, Geist und Seele: Spezielle Ayurveda-Massage*

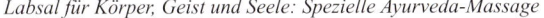

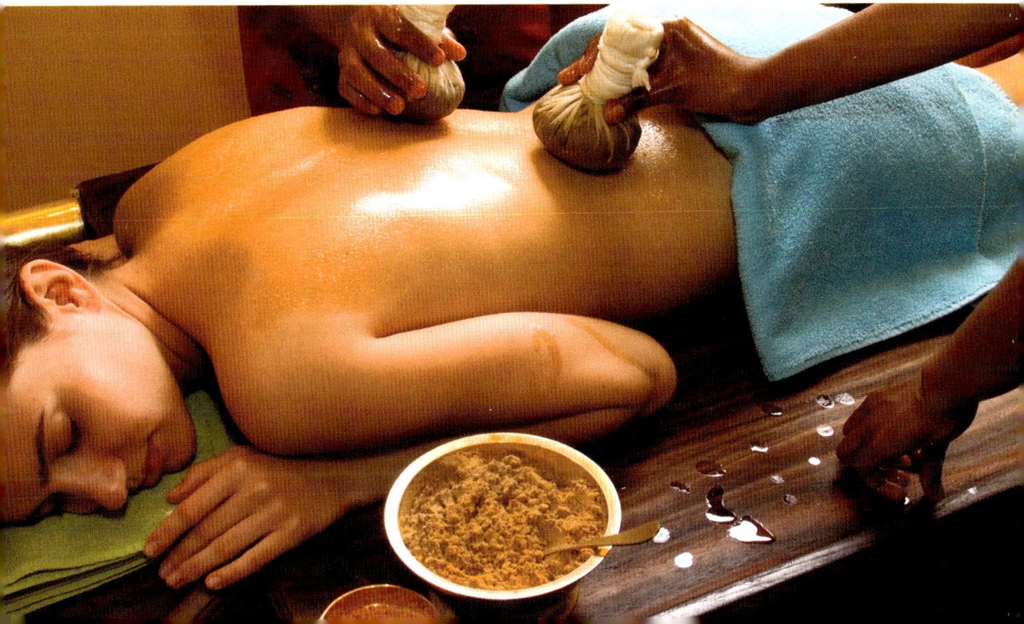

Vor allem in den Restaurants weiter im Landesinneren gab es kein Geschirr. Kochend heißer Reis wurde auf Palmblättern serviert, mit Gewürzen umgeben und in das Blatt eingeschlagen. Das mag nach bedauernswerten Verhältnissen klingen, aber auf diese Weise erhalten die Menschen dort beispielsweise gesunde Polyphenole, diese bei uns erst in letzter Zeit an Bedeutung gewinnenden sekundären Pflanzenstoffe, im Überfluss. Wir in Europa dagegen haben giftige Weichmachersubstanzen im Überfluss, dachte ich mir.

Mit dem Begriff Ayurveda verbinden wir häufig vor allem die warmen Ölmassagen und Stirngüsse, die dann aber meistens im Wellness-Bereich zu finden sind. Die Anwendungen sind schlichtweg ein Traum. Anfangs wollte ich mich mit meinem westlich analysierenden Verstand unbedingt auf die Massagegriffe der Behandler konzentrieren. Doch schon nach wenigen Minuten war mir das völlig egal, ich schaltete meinen Verstand aus und genoss nur noch die wundervoll sinnliche Behandlung.

Ayurveda ist aber weit mehr als ein Rundum-Wohlfühlpaket. Die indische Volksmedizin ist zwar uralt, aber doch fortschrittlicher als manch moderne schulmedizinische Auffassung von Gesundheit. Es ist kein Zufall, dass alte Heilkünste im Zeitalter der Zivilisationskrankheiten zunehmend Interesse wecken – auch in den westlichen wissenschaftlichen Kreisen. Dort, wo chemische Medikamente mit ihren Nebenwirkungen häufig mehr schaden als nützen, bietet Ayurveda eine wirksame Hilfe oder zumindest begleitende Unterstützung. Dazu bedarf es allerdings auch hier ausgebildeter Experten.

Im Gespräch mit vielen in Südindien praktizierenden Ärzten war es für mich natürlich von Interesse, welche Krankheiten in der Region vorherrschten. Rheuma, weil doch die Menschen nur mit einem dünnen Baumwolltuch bekleidet die Nacht am feuchten Boden oder in den ebenso feuchten Häusern verbringen, und entzündliche Bauchspeicheldrüsenerkrankungen infolge des hohen Fischkonsums. Arteriosklerose ist kein Thema, ebenso wenig Diabetes – es gibt ja nur sehr wenig Kohlehydrate im Essen. Krebs ist vorerst nur in den westlich orientierten Großstädten wie Mumbay bekannt.

Der zentrale Begriff des Ayurveda ist „Dharma". Das bedeutet soviel wie Verantwortung für das eigene Leben zu übernehmen. Mit einem geordneten und ganzheitlichen Lebensstil kann dies gelingen. Wie wir mit unserer Umwelt und unseren Mitmenschen umgehen, ist dabei von entscheidender Bedeutung. Der Lebensstil wirkt sich auf die eigene Gesundheit und die eigene Lebensqualität aus. Diese Themen werden von der Ayurveda-Medizin in ihrer Gesamtheit berücksichtigt. Es gilt, die Ursachen von Erkrankungen wie ungesunde Ernährung, unregelmäßiger Schlaf, unzureichende Entgiftung oder unbefriedigende soziale Kontakte zu erkennen und ihnen entgegenzuwirken.

Es war mein fester Vorsatz, meine Patienten zu Hause künftig in diesem Geiste zu betreuen. Es sollte Zeit sein für ausführliche Gespräche, eine individuelle Ernährungsberatung und die Ausarbeitung eines dem Menschen angepassten Bewegungsprogramms. Ich wollte den Patienten wegbringen vom häufig selbst gemachten Stress.

Nicht jeder kann nach Indien reisen, aber die essentiellen Gesundheitslehren des Ayurveda können wir auch in Mitteleuropa leben: die Reinigung der Verdauungsorgane, das richtige Atmen, das Erlernen von Entspannungsübungen oder das Nutzen von natürlichen Materialien im Alltag wie Holz und Baumwolle.

Der Ayurveda-Kundige beantwortet die grundlegenden Fragen, die das Leben stellt. Wodurch leben wir? Woraus bestehen wir? Wovon ernährt sich der Körper? Wie arbeiten unsere Sinne? Wie verarbeiten wir auf körperlicher und seelischer Ebene die Eindrücke unseres Lebens? Wie sind wir mit allem und allen verbunden? Was ist meine Aufgabe im Leben? Was ist Leben?

Leben bedeutet demnach: Wachsen, lernen, wissen, erfüllt sein im Tun, Krankheiten überstehen, gesund werden und nach einem langen Leben zufrieden sterben.

Auch die Traditionen europäischer Heilkunst bieten vielfältige Möglichkeiten der komplementären Behandlung. Hier sei als ein Beispiel Hildegard von Bingen erwähnt. Die deutsche Mystikerin des Mittelalters befasste sich ebenfalls mit den Naturelementen, der Kosmologie und der Kräuterheilkunde. Die Medizin der Benediktinerin handelte gleichfalls vorbeugend und ganzheitlich. Aber auch die Lehren des Paracelsus oder – aus neuerer Zeit – die des österreichischen Arztes Franz Xaver Mayr folgen ähnlichen ganzheitlichen Grundsätzen wie die Ayurveda-Medizin.

## Ayurveda-Kur im Paradies –
## Wie die Volksmedizin des Ostens Körper und Geist reinigt

### Ein Erfahrungsbericht

Kerstin taucht noch einmal in das Meer der Hibiskus- und Aralienblüten im Pool und sagt mit einem seligen Lächeln: „Ich fühle mich wie neugeboren." Eigentlich wollte die junge Zahnarzthelferin aus Zürich in Sri Lanka nur ein wenig Stress abbauen und sich faul an Traumstränden fläzen. Und jetzt dieser Kick in Richtung Selbstfindung. "Die Ayurveda-Kur bringt jeden auf den Punkt", sagt Kerstin.

Eine Gruppe von Elefanten treibt am schneeweißen Palmenstrand ihre Wasserspiele. Vom indischen Ozean her weht ein schwüler Wind. Ein singhalesischer Boy bringt ein Tablett mit der täglichen Kräutersaft- und Pillenration. Kerstin schwört nach drei Wochen auf die Naturheilmittel, deren Namen so exotisch klingen, wie die tropischen Pflanzen rundum leuchten. Arishta nennen sie die geheimnisvollen Kräuterextrakte und Iramusu, Ranavara oder Mukunuwenna. Nicht nur für eine Pfirsichhaut sollen sie sorgen, sondern für immerwährende Gesundheit. Wohl deshalb sagt der Boy immer artig „Ayu bowan", „ich wünsche ein langes Leben".

Steif wie ein Holzbrett war Kerstins Rücken, als sie nach Sri Lanka kam, jetzt sind die Schlacken an der Wirbelsäule weg. Die beiden Therapeuten kommen bei der täglichen synchronen Ganzkörpermassage immer tiefer unter die Haut. Es scheint, als ob ein Zwei-Mann-Orchester in einem exakt einstudierten Rhythmus auf einem Instrument aus Fleisch spielt.

Wie ein öliger Rollbraten liegt Kerstin da. Die Poren der Haut sind weit geöffnet, und das speziell auf sie abgestimmte Kräuteröl kann tief eindringen. Anschließend geht es ins Kräuterdampfbad, wo die zuvor gelockerten Giftstoffe ausgeschwitzt werden. „Das sind", haucht Kerstin abgedriftet, „Streicheleinheiten für die Seele."

### Streicheleinheiten für die Seele

Ist das der Garten Eden? Jedenfalls strahlen die Gesichter der Menschen an diesem paradiesischen Ort eine beneidenswerte Gelassenheit aus. Nicht mal die Moskitos, die mit der Abenddämmerung einschwirren, sind ein Grund zum Ärgernis. Hier im Südwesten Sri Lankas schießen Ayurveda-Kliniken wie Pilze aus dem Boden.

Die uralten Heiltraditionen ohne Chemie und Spritzen werden in ihrem Ursprungsland jetzt luxuriös verpackt, abgestimmt auf die Menschen im fernen Europa. Während sich dort nur zahlungskräftige Prominente und Manager eine Kur in einer Ayurveda-Klinik leisten können, ist der originalgetreue, östliche Weg zur Gesundheit in Sri Lanka auch für weniger Betuchte erschwinglich. Die Clipper nach Colombo sind voll von körperlich und seelisch Angeschlagenen, die sich reif für die Tropeninsel fühlen.

Die Einheimischen, die trotz ihrer Betriebsamkeit so beneidenswert gelassen wirken, haben sich auf die Wünsche und Probleme der Fremdlinge aus Europa längst eingestellt. „Die Mitteleuropäer", sagt Dr. Cooray Vidyashekhara, „haben oft mentale Schwierigkeiten, die den Körper krank machen. Viele reagieren nur noch, statt zu agieren, sind in belastenden Familienstrukturen verhaftet und durch die Zivilisation sich selbst fremd geworden". Der feingliedrige Mann schließt die dunkelbraunen Augen und misst mit Zeige-, Mittel- und Ringfinger den Puls eines Neuankömmlings. Die Kuppen tanzen elegant über das Handgelenk.

„Die Musik in den Adern sagt mir, was mit der Leber los ist, ob die Niere zu wenig arbeitet, wie es mit der Blase steht", meint der Naturarzt mit einem leisen Lächeln. Nicht nur das – in Sekundenschnelle rattert er nur anhand der Pulsdiagnose die gesamte Krankheitsgeschichte eines neuen Patienten herunter. Als ob er sie von einem Blatt Papier ablesen würde. Im Naturheilverfahren des Ostens werden nicht wie in der herkömmlichen Schulmedizin die Symptome einer Krankheit bekämpft, sondern die Ursachen. „Krankheit ist nichts anderes als eine Blockade in der inneren Kommunikation."

## Krankheit – eine Blockade der inneren Kommunikation

Ayurveda, das Wissen vom Leben, lehrt, dass im Körper des Menschen drei Bioenergien zu unterschiedlichen Teilen wirken: Vata, Pitta und Kapha. Sie bestimmen die individuelle Konstitution. Sind diese Kräfte gestört, kommt es zu Krankheiten. Das Vata-Prinzip steuert die Bewegungsabläufe, Pitta den Stoffwechsel und Kapha ist für die Struktur des Körpers verantwortlich.

Um ihr Gleichgewicht wieder zu finden, machen die Patienten eine Entgiftungskur – genannt Panchakarma – mit Darmreinigung, Ganzkörper-Synchronmassagen, speziellen Kräuter- und Dampfbädern, Akupunktur, einer individuellen Diät, Yoga sowie Meditation. Sinn der sanften Kur ist das Binden und Ausscheiden von Giftstoffen, die sich im Körper aufgrund äußerer Einflüsse wie Stress, schlechter Ernährung oder falscher Einstellung gebildet haben.

Bei den abendlichen Tischgesprächen sind die magischen Fähigkeiten des Arztes das Hauptthema. Die Logopädin, die knapp vor der Erblindung stand, kann nach zweiwöchiger Kur jetzt wieder ohne Brille lesen. Eine feine Dame mit spitzem Näschen dafür umso breiteren Hüften jubiliert über die sieben Kilo, die sie während ihres Aufenthaltes verloren hat. Eine Soziologin in mittleren Jahren, die seit zwölf Jahren mit Polyarthritis im Rollstuhl saß, taucht nach zehn Tagen mit Krücken beim Abendessen auf. Feinste indische Gourmetküche mit mehr als 60 Kräutern drin wird angeboten: Basmatireis, Dahl, rote Beete, Spinat, Gurken, Papayas. Bei solchem Curry-Essen ist es ein leichtes, Vegetarier zu werden.

Die altindische Volksmedizin ist inzwischen so begehrt, dass in manchen Hotels Interessierte in der Hochsaison zwischen November und Januar bisweilen drei Tage auf einen Massagetermin warten müssen. Kein Wunder – wer einmal Shirodara, den Stirnguss mit 37 Grad warmen Kräuteröl genossen hat, möchte mehr davon. „Ich fühle mich wie ein neuer Mensch", schwärmt Jana, die Werbefachfrau.

Ein Therapeut lässt im blühenden Kräutergarten des Clubs den Ölstrahl unendlich langsam über die Stirn der zarten Blondine gleiten, als wolle er die Sorgenfalten ausbügeln. Die linke und rechte Gehirnhälfte – die eine steht für das Ego, den Verstand, die andere für Intuition und Gefühl – wird in Übereinstimmung gebracht. „Der Alltagslärm im Kopf verschwindet", sagt Jana. Sie sinkt in eine tiefe Ruhe, während der Geist voll wach bleibt.

## Im Prozess der Läuterung

In diesem für den westlichen Zivilisationsmenschen neuen Bewusstseinszustand können alte Verhaltensmuster und ungesunde Prägungen aus der Kindheit losgelassen werden. Der Aha-Effekt in der Selbstfindung ist so stark, dass sich viele noch im Kururlaub eine neue Lebensorientierung suchen. Der immer adrett gekleidete Andy, ein umtriebiger Fotograf, beschäftigt sich plötzlich mit der Lehre Buddhas, wonach der Mensch sich aus eigener Kraft vom Leid befreien kann. „Alle meine Sinne", sagt Andy, „sind wieder geschärft".

Die Regenerationskur an der Küste wirkt bei den abgestumpften Touristen wie ein Wecker. „Mir ist plötzlich klar geworden", erzählt ein Spitzenmanager, „dass ich bisher blind durchs Leben gerauscht bin". Während er ankündigt, sein Leben radikal verändern zu wollen, steckt er sich übermütig eine Blume in sein Kopftuch, das er nach dem Stirnguss drei Tage tragen soll.

„Durch das Einschwingen auf ihre ureigenste Natur werfen die Patienten jede Menge aufgestauten psychischen Ballast ab", meint Ayurveda-Doktor Henry Peiris. Bei ihm landen Pauschalreisende, die allein Sonne, Strand, Meer und üppige Büfetts gebucht zu haben glaubten, unversehens in einem Läuterungsprozess.

Stolz zeigt Peiris auf einen Stapel von Dankesschreiben aus Deutschland. Das ganzheitliche Naturheilverfahren schlägt vor allem bei chronisch Leidenden an. Ein Beamter schreibt, seine jahrelangen Durchblutungsstörungen in den Beinen seien verschwunden. Der Sportlehrer, der vor lauter Rückenschmerzen nicht mehr aufrecht gehen konnte, übt wieder den aufrechten Gang.

### Hilfe vom spirituellen Feuerwehrmann

Vor der Wiedergeburt steht fast immer die Krise. Drei bis vier Tage dauern die von Depression oder Aggression bestimmten Phasen in der Regel. „In der zweiten Kurphase", sagt der buddhistische Mönch Kosgoda Subhuti, „kommt jahrzehntelang Verdrängtes an die Oberfläche". Der Gottesdiener ist so etwas wie der spirituelle Feuerwehrmann der erlösungswilligen Europäer im südwestlichen Sri Lanka. Mit samtweichen gesprochenen englischen Worten weist der Kahlgeschorene die durch die Tiefenmassagen vom Schutzpanzer Befreiten in Atem- und Lichtmeditationen ein. Wird der Krach im Kopf leiser, ist die innere Stimme plötzlich wieder zu vernehmen.

„Stellt euch vor", sagt Subhuti in die Runde und weist dabei auf eine Kerze, „wie diese Flamme langsam durch euren Körper wandert und euch von Innen heraus zum Strahlen bringt."

## „Alles Übel beginnt im Kopf"

Wer auf der Suche nach seinem Kern den absoluten Kick sucht, ist hier goldrichtig. Der Mönch zeigt den Entspannung suchenden Menschen aus dem fernen Westen die erste im Stil einer Klosteranlage gebaute Ayurveda-Herberge der Insel, die zwischen Reisfeldern und Plantagen in einem betörend duftenden, großen tropischen Garten liegt.

Der mystisch-verträumte Ort scheint einem altindischen Märchen entsprungen. Die Wege sind gesäumt von Buddha-Statuen, großen Kristallen und Metallelefanten. Hier können Kräuterbäder schon einmal drei bis vier Stunden dauern. „Ich habe das Gefühl, völlig im Rhythmus der Natur aufzugehen", seufzt Verena wohlig. Sie scheint die Musik des Urwaldes mit allen Sinnen aufzusaugen, während sie unbeweglich in einer braunen Brühe liegt, die aus tropischem Gehölz gebraut wurde.

Für die Freiburger Ärztin ist der Stress zuhause soweit weg wie der Mars. Dabei war sie vor vier Wochen als Nervenbündel mit einem chronischen Stirnhöhlenkatarrh hier gelandet. Schon nach den ersten Mantra-Meditationen und Inhalationen des Rauchs von Koriander und Zitronenbaumblättern begann die Entspannung. Zwischen Oleander, Klematis und Papayabäumen studiert sie das Heilen mit Edelsteinen.

Die Medizinerin sieht den ganzheitlichen Ansatz des Ayurveda inzwischen als notwendige Ergänzung zur westlichen Heilkunde. Zuhause in ihrer Praxis will sie einen Spruch Buddhas an die Wand hängen: „Wir sind, was wir denken". Alles Übel, sagt Verena, beginnt in unserem Kopf. Beim Abschied schreibt sie in das Gästebuch: „Der Teufel, der mich gequält, ist nun mein bester Freund".

*„Der Zeolith zeigt bei Sportlern beeindruckende*
*Effekte und Leistungssteigerungen wie sie sonst wohl nur über*
*das Blutdoping erzielt werden –*
*das aber völlig legal und ohne Nebenwirkungen."*

# Über zehn Prozent Leistungssteigerung

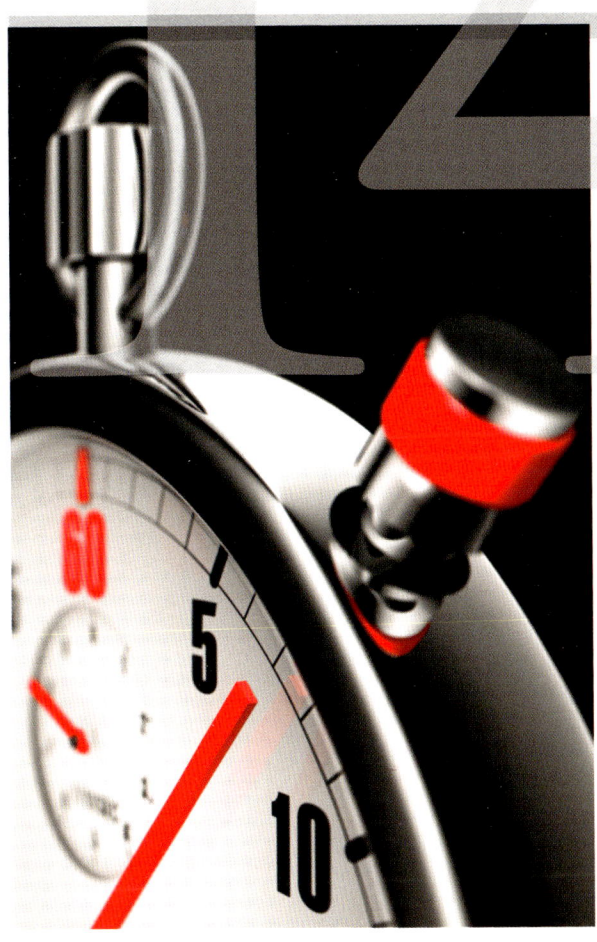

# Über zehn Prozent Leistungssteigerung im Sport!

Zur Erhaltung unserer Gesundheit, aber auch in der Prävention ist neben der Ernährung und der Fähigkeit zur Entspannung eine ausreichende körperliche Bewegung wichtig.

Ganz allgemein können wir sagen: Bewegung hat positive Auswirkungen auf praktisch alle Körpersysteme: auf das Herz- Kreislaufsystem, Nervensystem, Immunsystem, Hormonsystem, Verdauungssystem, Muskelsystem, die Lunge, die Knochen und viele weitere Regulationsmechanismen.

Was wir nicht vergessen dürfen: die positiven Effekte der Bewegung beschränken sich nicht nur auf das rein körperliche, sondern sie haben auch weit reichende Auswirkungen auf die seelische Befindlichkeit. Wer sich genügend bewegt, ist in der Regel auch ausgeglichener, gelassener, weniger stressanfällig, er schläft besser und ist einfach „besser drauf". Dies liegt an den Endorphinen, den so genannten „Glückshormonen", die bei Bewegung vermehrt gebildet werden.

Sowohl Spitzensportler als auch Hobbysportler, besonders in den Ausdauersportarten, berichten häufig, dass sie, ab einem bestimmten Punkt ihres Trainings, regelrecht „high" sind und es danach „fast wie von selbst läuft".

Wie aber dahin kommen, wenn vorher schon die Beine schmerzen, die Muskulatur verkrampft und wir uns schlecht fühlen – nicht gerade motivierend.

Zahlreiche sportwissenschaftliche Untersuchungen haben ergeben, dass die Einnahme von zerriebenem Lavagestein auch diese negativen Begleiterscheinungen des Sports verhindern oder zumindest deutlich hinauszögern kann. Dies führt zu einer erheblichen Leistungssteigerung, was den Natur-Klinoptilolith-Zeolith besonders für den Spitzen- und natürlich auch den Breitensport interessant macht.

### Damit die Beine nicht sauer werden

Schauen wir uns einmal an, was im Körper passiert, wenn wir Sport treiben. Die Muskeln beginnen zu schmerzen, der Atem pfeift, das Herz schlägt bis zum Hals. Für jede Muskelkontraktion wird Energie benötigt. Diese Energie gewinnt der Körper zuerst aus der Verbrennung von Kohlenhydraten zu Kohlendioxid und Wasser – dafür ist Sauerstoff erforderlich.

Solange dieser Sauerstoff während der Belastung ausreichend, bis in die einzelne Muskelzelle hinein, zur Verfügung steht, spricht man von einem aeroben Training. Der Organismus nimmt genügend Sauerstoff auf, so dass er nicht „aus der Puste kommt".

Der anaerobe Trainingszustand wird erreicht, wenn die Energie für die Arbeit der Muskeln knapp wird und die Muskelzelle nicht mehr genügend Sauerstoff für eine aerobe Verstoffwechselung geliefert bekommt.

Der Organismus gerät also in eine Sauerstoffschuld. Um diese Schuld nun auszugleichen, verkürzt der Körper die Stoffwechselwege. Jetzt wird nicht mehr Sauerstoff zur Energiegewinnung benötigt, sondern der Abbau von Kohlenhydraten geschieht im Milchsäure-Gärungs-Stoffwechsel. Dabei entsteht das Salz der Milchsäure, das Laktat. Zunehmend sorgt es in den einzelnen Muskelzellen für ein saures Milieu. Die unangenehme Folge: Wir übersäuern, die Beine beginnen zu brennen.

Wann dieser Vorgang beginnt, ist individuell verschieden und hängt vom jeweiligen Trainingszustand ab. Daher wird die Messung des Laktat-Spiegels längst nicht mehr nur im Profisportbereich, sondern auch im Breitensport angewendet, um die optimale Trainingsintensität zu bestimmen, in der sich der Organismus möglichst lange im günstigen aeroben Stoffwechsel befindet.

Es hat sich erwiesen, dass die Zeolith-Gabe nicht nur dabei hilft, diesen Zustand länger zu halten, sondern auch die Regenerationsphasen zwischen den einzelnen Trainingseinheiten deutlich zu verkürzen. Das bestätigt die Anwendungserfahrung zahlreicher Leistungssportler in Training und Wettkampf.

## Zu starke körperliche Belastung stresst den Körper

Hohe körperliche Belastung bedeutet für den Organismus Stress – „oxidativen Stress". Freie Radikale und viele Abbauprodukte im Stoffwechsel, die den Körper belasten und die Zellen angreifen, müssen eliminiert werden, damit Sport nicht gesundheitsgefährdend wird. Der Jogger stirbt nicht den Herztod, sondern den Säuretod!

Im Sport ist aus einer gesunden Alltagsbetrachtung wohl am schnellsten und eindringlichsten die Wirksamkeit des Naturminerals zu sehen. Der Zeolith zeigt bei Sportlern beeindruckende Effekte und Leistungssteigerungen wie sie sonst wohl nur über das Blutdoping erzielt werden – das aber völlig legal und ohne Nebenwirkungen – ganz einfach über die beschriebene natürliche Entsorgung von Schadstoffen und von schädlichen Stoffwechselabfallprodukten. Diesen natürlichen Entlastungseffekt kann jeder für sich nutzen.

Eine randomisierte und placebokontrolliert durchgeführte Doppel-Blindstudie hat bewiesen, dass das feingeriebene, aktivierte Gesteinsmehl durch seine Filterwirkung auf natürliche Weise den Körper entlastet. Alle Probanden wiesen eine deutliche Leistungssteigerung auf – messbar anhand der Laktatwerte.

## Laktat-Studie: Zeolith bringt explosive Leistungssteigerung

Durchgeführt wurde sie von der „Sportmedizinischen und Sportwissenschaftlichen Ordination" im österreichischen Klagenfurt.
Die Untersuchung wurde nach dem höchsten Studienstandard durchgeführt und sollte die Auswirkungen von zerriebenem Zeolith (in Kombination mit Dolomit-Gestein und dem Extrakt der Maca-Wurzel) auf den Laktatwert bei körperlicher Anstrengung aufzeigen.

Die Studie wurde über einen Zeitraum von zwei Wochen im August 2004 an 24 Probanden durchgeführt. Es wurden Personen ausgewählt, die bereits seit längerem Leistungssport betrieben und überdurchschnittlich gesundheitsbewusst lebten. Bei diesem Personenkreis konnte davon ausgegangen werden, dass sich ihre Körper auf einem gut vergleichbaren Leistungsniveau befanden und so die möglichen Veränderungen besonders präzise beobachtet und gemessen werden konnten. Die Testpersonen wurden angehalten, ihre Lebensgewohnheiten sowie ihr normales Trainingpensum während der Studie unverändert beizubehalten.

Der Laktatwert – also die Konzentration der Milchsäure – der Probanden wurde jeweils zu Beginn, nach sieben Tagen und zum Abschluss der Studie gemessen. Die einzunehmende Dosis betrug 3 x 3 Kapseln pro Tag. An den Tagen der zweiten und der abschließenden Messung wurden, statt der sonstigen Tagesdosis, einmalig zwölf Kapseln vor der Laktatmessung eingenommen. Die Messung der Leistungsstärke anhand des Laktatwertes erfolgte während eines Laufband-Trainings, das in unterschiedlicher Intensität absolviert wurde.

Das Ergebnis war schlichtweg beeindruckend: Die Studie ergab bei den Zeolith-Probanden im Schnitt eine um elf Prozent verbesserte Leistung!

Eine von Univ. Prof. Dr. Norbert Bachl am Zentrum für Sportwissenschaften der Universität Wien im Jahr 2011 durchgeführte Beurteilung der Ergebnisse dieser Studie bestätigte noch einmal die hochsignifikante Verbesserung der Laufleistung zwischen der Ausgangsuntersuchung und der Belastungsuntersuchung nach zwei Wochen. Die positiven Auswirkungen des Vulkanminerals erstaunten sogar die in der Leistungsdiagnostik erfahrenen Sportmediziner.

Erklärt wurden diese Ergebnisse mit einer verbesserten oxidativen Stoffwechsellage, erhöhter Fettverbrennung und infolge davon einer Schonung der Glykogendepots in den Muskeln.

## Höher, weiter, schneller – und das ohne Doping

Die regelmäßige Einnahme von Zeolith in Trainings- und Wettkampfsituationen bringt unbestritten eine Verbesserung der Stoffwechselsituation. Dadurch werden weitere Energiereserven frei und die Leistungsfähigkeit steigt.

Besonders die laktatreduzierende Eigenschaft macht den Zeolith für den Leistungssportler, aber auch für den ambitionierten Hobbysportler so interessant. Lange Trainingseinheiten und Wettkämpfe gerade in den Ausdauersportarten erfordern, dass der Sportler über seine normale Belastungsgrenze hinausgeht, Hochleistung auf Termin abruft und Regenerationsphasen so kurz wie möglich hält.

Umfangreiche Tests und Studien konnten auch viele weitere Vorteile des Zeolith bestätigen, die Sportler längst am eigenen Leib erfahren hatten. So bewirkt die Zeolith-Fähigkeit der Bioregulation beispielsweise auch einen erniedrigten Stresspegel und eine erhöhte Herzfrequenzvariabilität. Dadurch wird die Effizienz des Trainings erheblich gesteigert. Trainingsrisiken wie Muskelfaserrisse oder Erkältungskrankheiten wird durch das Mehr an Sauerstoff und die Verminderung der Übersäuerung ebenfalls vorgebeugt. Auch der Herzmuskel ist besser geschützt, denn die Herzfrequenz bleibt deutlich länger auf einem niedrigen Niveau.

Durch ein vernünftiges Training wird die Anzahl der natürlichen Killerzellen, die gesundheitsgefährdende Bakterien, Viren und Krebszellen abtöten können, vermehrt. Falsches oder übertriebenes Training hingegen schwächt das Immunsystem. Aufgrund zu hoher körperlicher Belastung kommt es häufig zu einer erhöhten Anfälligkeit für Infekte, die die Teilnahme an Wettkämpfen gefährdet. Die Einnahme von Zeolith steigert in diesem Zusammenhang die Immunabwehr und hat somit einen doppelt positiven Aspekt für den Sportler.

Alle Sportler, die das Natur-Mineral einnahmen, schätzen auch die besonders gute Verträglichkeit und den natürlichen Ursprung des Produktes. Da der Zeolith ausschließlich biophysikalisch im Darmtrakt wirkt und nicht am Stoffwechsel beteiligt ist, besteht keine Gefahr, dass er ein unerlaubtes Mittel in der Wettkampfsituation darstellt. Ein in Zeiten allgegenwärtiger Dopingfälle nicht zu unterschätzender Vorteil.

*„Alle Wettkampfsportler, die das zerriebene Lavagestein beziehungsweise den natürlichen Ionentauscher nicht beim Wettkampf einsetzen, verzichten auf eine mögliche dopingfreie, signifikante Leistungssteigerung."*
*(Dr. med. univ. Thomas Scheiring)*

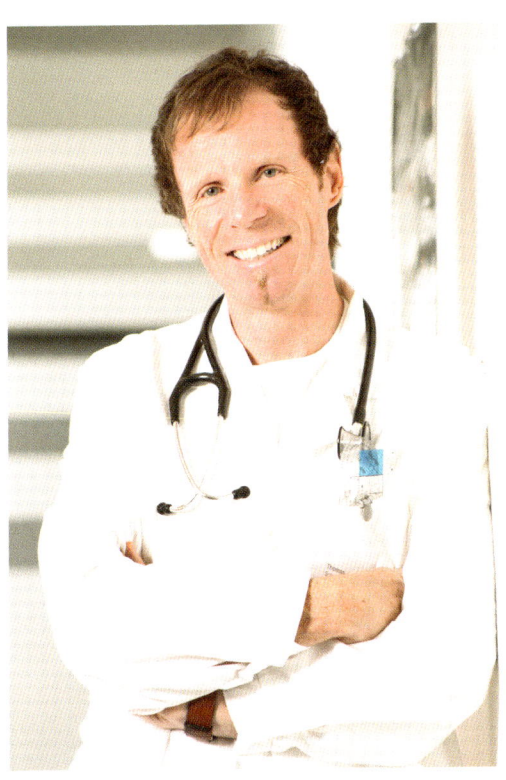

# Studie belegt: 11 % Leistungs-Steigerung!

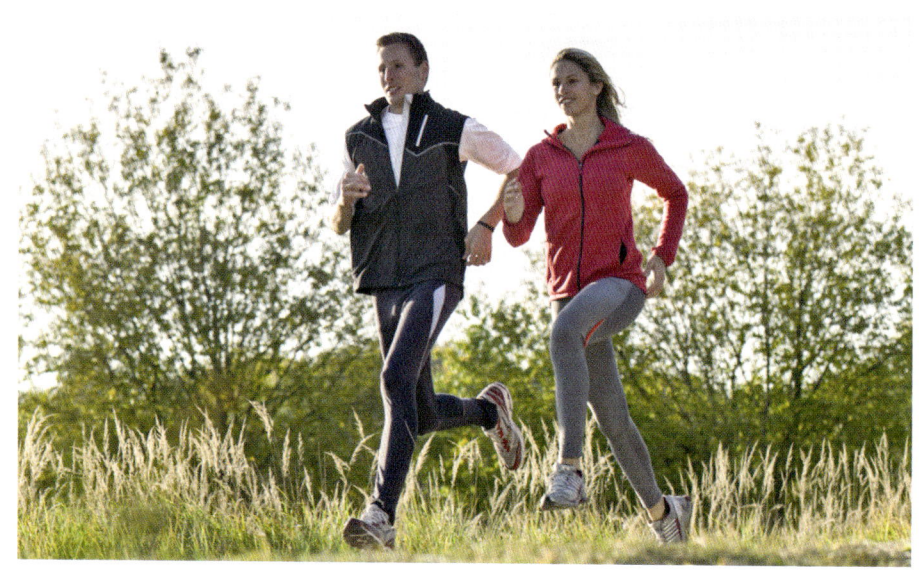

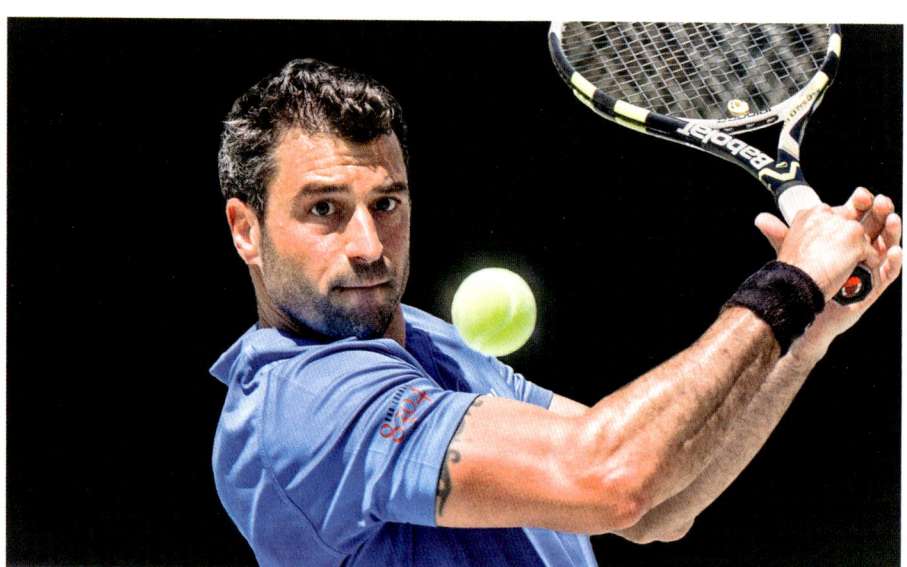

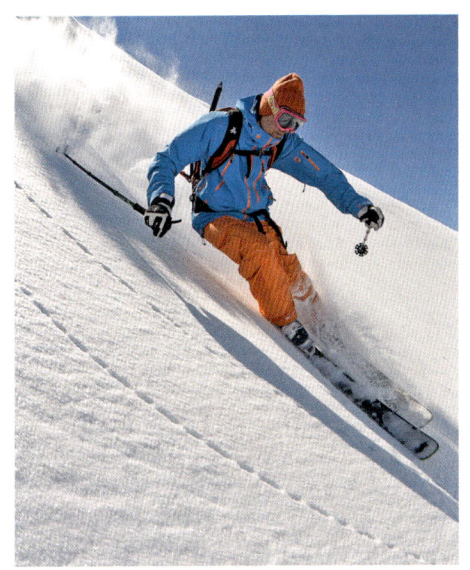
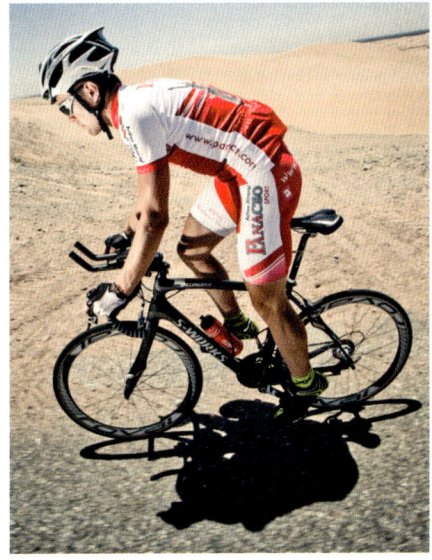

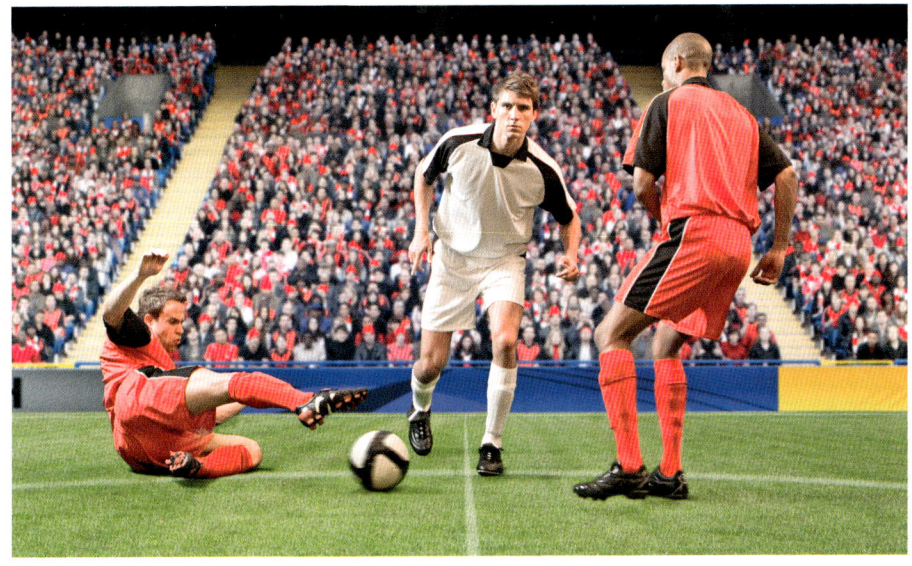

,,
*Durch seine entgiftenden,
reinigenden und regenerativen
Wirkmechanismen ist der Zeolith besonders geeignet,
den Alterungsprozess zu verlangsamen
und auch die damit einhergehenden degenerativen
Erkrankungen zu verhindern.*
""

# Jungbrunnen Zeolith – gesund steinalt werden

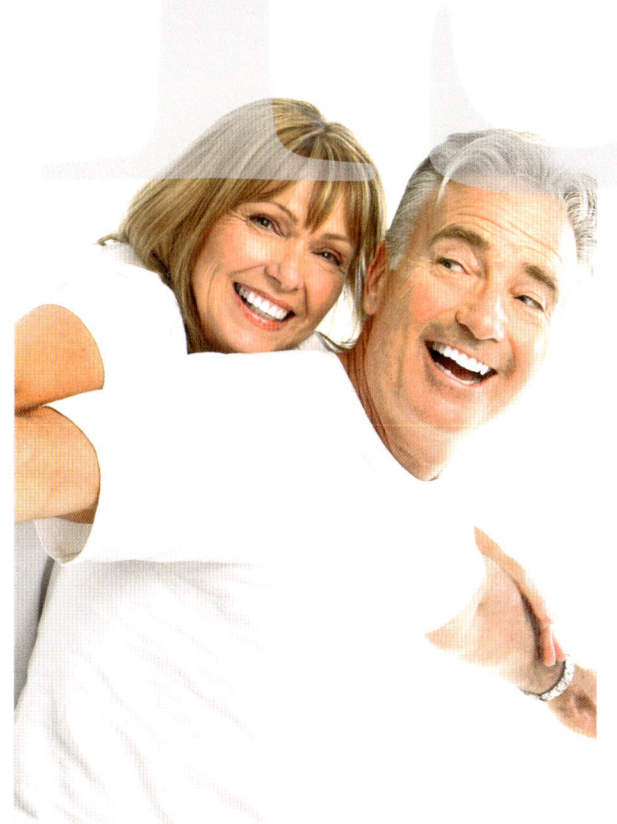

# Jungbrunnen Zeolith – gesund steinalt werden

Alter ist mehr als die bloße Anzahl an Jahren oder der Kerzen auf der Geburtstagstorte. Die Vorgänge, die unser physisches Altern ausmachen, sind vielfältig. Zum einen ist es die genetische Disposition – hier gehen die wissenschaftlichen Aussagen über den Anteil auseinander. Sie schwanken zwischen 30 und 70 Prozent. Zum anderen sind es die Verschleißerscheinungen des täglichen Lebens, die unseren Körper mehr oder weniger schnell die Ressourcen, die ihm zur Verfügung stehen, aufbrauchen lassen.

Die Gerontologie, die „Alternswissenschaft" – also eine Art moderne Jungbrunnenforschung –  geht heute davon aus, dass der Mensch von seiner genetischen Beschaffenheit her im Idealfall 120 Jahre und mehr werden kann. Es gilt also herauszufinden, welche Umstände uns daran hindern, so alt zu werden und wie wir sie zu Gunsten einer hohen Lebensqualität bis in ein „biblisches Alter" beeinflussen können.

Silizium, der Hauptbestandteil des Zeolith, wurde schon in der Antike erfolgreich als Heilmittel eingesetzt. Die regulatorischen Eigenschaften des Urminerals sind in Russland und den asiatischen Kulturen schon viel länger erforscht als in unseren Breitengraden. Es wird dort als Heil- und Verjüngungsmittel aus der Natur geschätzt.

Untersuchungen in Russland bestätigen eindeutig die außerordentlichen Anti-Aging-Effekte von siliziumhaltigem Mineral. So wollten Wissenschafter das Phänomen ergründen, warum Menschen in zwei klimatisch so unterschiedlichen Regionen wie Nord-Sibirien und dem Kaukasus sich eines besonders langen Lebens erfreuen. Sie fanden schließlich heraus, dass die Gemeinsamkeit die traditionelle Einnahme von Natur-Zeolith-Klinoptilolith beziehungsweise dem diesen verwandten Mineral Montmorillonit ist.

## Leben ist Zellteilung

Durch seine entgiftenden, reinigenden und regenerativen Wirkmechanismen ist der Zeolith besonders geeignet, den Alterungsprozess zu verlangsamen und auch die damit einhergehenden degenerativen Erkrankungen zu verhindern.

Wo genau beginnt der Alterungsprozess? Die Antwort lautet: in der Zelle und in dem die Zellen umgebenden Milieu. Dieses muss rein gehalten werden, damit Nährstoffe zur Zelle transportiert und gleichzeitig Giftstoffe aus der Zelle entsorgt werden können. (Siehe auch Kapitel „Entgiften – eine Frage des Überlebens")

Zellalterung ist ein natürlicher Prozess. Von den äußeren Bedingungen hängt es jedoch ab, ob und wie wir den vorgegebenen Lebenszeitrahmen ausschöpfen. In jeder Sekunde sterben in unserem Körper Millionen von Zellen. Diese werden jedoch sofort wieder erneuert. Nur die Herz- und Gehirnzellen bleiben uns ein Leben lang erhalten, ohne sich zu erneuern. Also: Solange sich die Zellen in dem Maße und derselben Qualität teilen, in der sie absterben, können wir gesund steinalt werden.

Aber die Zellen in unserem Körper sind nur zu einer bestimmten Menge an Teilungen fähig, wobei unterschiedliche Zellen auch eine unterschiedliche Teilungsfähigkeit und -schnelligkeit haben. Die Zellen der Netzhaut sind beispielsweise nicht so lange leistungsfähig, daher ist die nachlassende Sehkraft auch häufig eines der ersten wahrnehmbaren Zeichen des Alterns. Die Darmzellen teilen sich sehr schnell, da sie den Stoffen, die unser Körper ausscheiden will, ständig ausgesetzt sind und daher besonders beansprucht werden. Hier spielen auch individuelle Faktoren eine Rolle, wie eben die genetische Veranlagung und die persönliche gesundheitliche Beanspruchung.

Eine andere wichtige Rolle spielt die Qualität der Zelle. Die Frage ist, ob die durch Teilung neu entstandene Zelle noch von gleich guter Beschaffenheit ist. Bevor eine Zelle sich teilt, muss sich erst die enthaltene gesunde Erbsubstanz (DNS) verdoppeln, damit beide neuen Zellen auch dieselbe Funktion einnehmen können.

Äußere Einflüsse wie Strahlung, Chemikalien, Rauchen, schlechte Ernährung oder Dauerstress sowie Fehler beim Kopieren der Erbinformation können zu Schäden an der Genstruktur führen. Ist dies der Fall, wird ein Reparaturmechanismus alarmiert, der den Schaden behebt oder die Zelle abtötet. Auf diese sehr effektive Weise ist unser Körper auch gleich seine eigene Werkstatt.

Wie in einer Werkstatt kann so ein Schaden aber auch einmal übersehen werden. Dann wird die beschädigte DNS an die Tochterzelle weitergegeben. Haben sich zu viele dieser mutierten Zellen gebildet, gibt es noch einmal eine Schutzfunktion und diese Zellen zerstören sich selbst. Aber auch diese Funktion kann ausfallen.

Können also Zellschäden ausgeglichen und repariert werden? Können wir dann so lange gesund leben, wie sich unsere Zellen ungestört in der ihnen bestimmten Anzahl teilen? Hier spielen der Gesamtzustand des Organismus, die Lebenssituation, die Lebensführung und der Schutz vor Gesundheitsrisiken wichtige Rollen. Also einige Faktoren, auf die jeder selbst positiv einwirken kann.

## Antioxidantien für Langlebigkeit

Für alle Lebensfunktionen benötigen wir Energie – unseren Treibstoff. Diese Energie nehmen wir über die Nahrung zu uns, die dann in verschiedene Bestandteile verstoffwechselt wird, um über die Blutbahnen an die entsprechenden Stellen in unserem Körper transportiert zu werden. Auf diese Weise wird für den Aufbau und den Erhalt des Körpers gesorgt. Um aus der Nahrung Energie für den Organismus verfügbar zu machen, muss sie verbrannt werden. Diese Energiegewinnung beginnt in den Mitochondrien der Zelle, die wir uns als kleine Kraftwerke im Zellinneren vorstellen können.

Für diese Verbrennung benötigen wir Sauerstoff. Bei diesem Prozess bilden sich aggressive Sauerstoffteilchen, die freien Radikale. Sie können die Teilungs- und Reparaturprozesse der Zellen empfindlich schädigen. Es ist dieser „oxidative Stress", der uns altern lässt. Haut, Bindegewebe und der Magen-Darm-Trakt sind besonders betroffen.

Die Luft, die wir einerseits zum Leben brauchen, lässt uns also andererseits rosten? Nicht unbedingt. Denn natürlich hat unser Körper auch für diesen oxidativen Stress ein Gegenmittel parat: die Antioxidantien. Dabei unterscheiden wir vom Körper selbst hergestellte enzymatische Stoffe und von Außen verabreichte nicht-enzymatische Stoffe wie beispielsweise den Zeolith oder die Vitamine C und E.

Ist die Versorgung der Zellen mit Nährstoffen und Sauerstoff sowie der Abtransport von Stoffwechselschlacken nicht mehr optimal gewährleistet, ist dieses intelligente Gleichgewicht gestört. Verminderte Leistungsfähigkeit und Verschleißerscheinungen sind erste Anzeichen für eine Dysbalance und wir werden krank. Umweltverschmutzung, Stress, falsche Ernährung und Genussgifte, aber auch eine zu große körperliche Belastung verhindern, dass wir alt wie Methusalem werden. Freie Radikale sind also eine wesentliche Ursache für chronisch-degenerative Erkrankungen. (Siehe auch Kapitel „Natürlicher Rostschutz gegen freie Radikale")

*Lange fit und gesund bleiben*

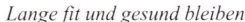

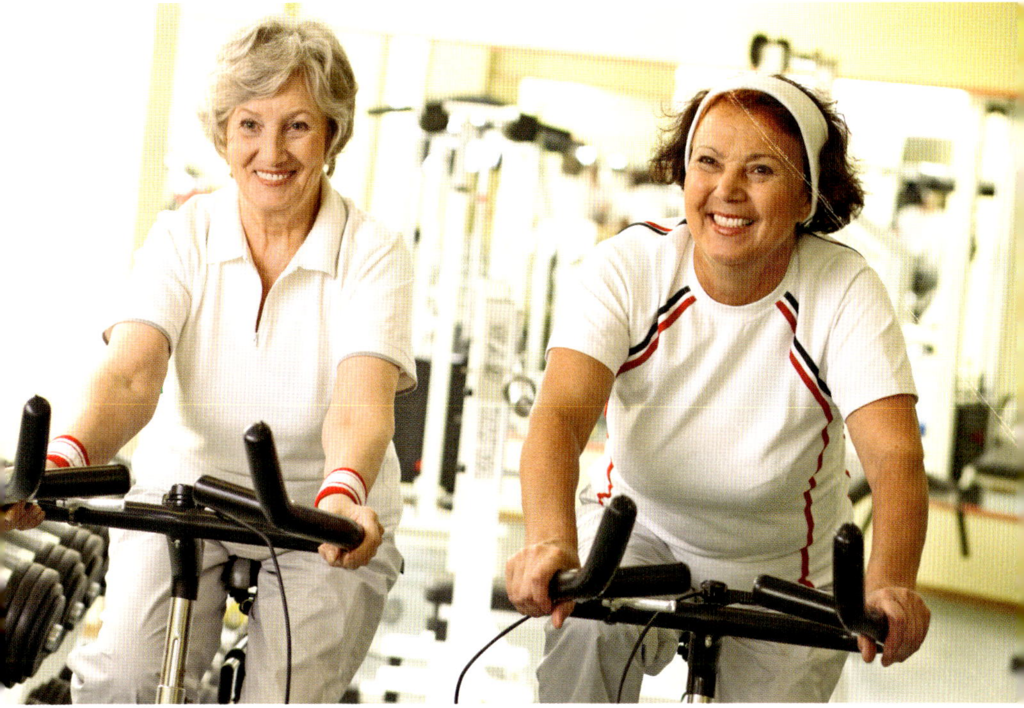

## Haut gestrafft – Cellulite weg

Es ist wohl eine zutiefst menschliche Eigenschaft, dass unser Selbstwertgefühl stark an unser Aussehen gekoppelt ist. Zwar sind die im Körperinneren ablaufenden Prozesse nicht von unserer äußeren Erscheinung zu trennen – Schönheit kommt ja bekanntermaßen von Innen – aber mit dem Begriff des Alterns verbinden wir meist zunächst den Zustand unserer Haut, vor allem das Auftreten von Falten.

Auch hier entfaltet der Zeolith seine positiven Eigenschaften. Allein aufgrund der Tatsache, dass er die Darmgesundheit fördert, indem er dort viele Schadstoffe, Schlacken und andere Giftstoffe bindet und ausleitet, verbessert sich quasi nebenbei das Hautbild. Denn wenn uns etwas unter die Haut geht, zeigt es sich eben häufig auf dieser. Auch die Versorgung mit den Mineralstoffen, die das Lavagestein abgibt, kommt der Haut zugute. Sie wird gut ernährt und altert wesentlich langsamer.

Seine straffende Wirkung entfaltet der Zeolith durch seine starke Wasserbindung im Gewebe. Dadurch erhöht sich die Spannkraft besonders des Bindegewebes bis auf das 400-fache. Mit dem Bindegewebe straffen sich so auch die darüber liegenden Hautschichten – die Falten werden sozusagen von innen geglättet.

Auch der größten Gefahr für alle Frauen, der Cellulite, wird so begegnet. Die Fasern des weiblichen Unterhautfettgewebes und der darüber liegende Lederhaut sind weniger stabil vernetzt, der Lymphfluss ist gestört, Eiweißkörper lagern sich ab. Dadurch ist das Gewebe anfällig für die unschönen Ausdehnungen und Dellen, die schließlich auch auf der Oberhaut sichtbar werden.

Tipp:
Bei Cellulite sollten Sie mindestens zwei Liter Wasser täglich trinken. So können Schlacke aus dem Zellmilieu herausgeschwemmt werden.

Da die obere Hautschicht keine Blutgefäße enthält, wird sie durch die darunter liegenden, bindegewebshaltigen Schichten versorgt. Nur wenn diese Gewebelagen intakt sind, können sie Wasser und Nährstoffe an die Hautzellen weitergeben. Im Austausch werden dafür, wie wir es vom Zeolith kennen, schädliche Stoffwechselprodukte und Umweltgifte abtransportiert.

Jugendliches Aussehen und Vitalität sind also maßgeblich von der Entgiftung und Reinigung unseres Körpers von innen abhängig. Wenn wir gut aussehen, fühlen wir uns auch gut. Unser seelisches Gleichgewicht ist stabil, was sich wiederum positiv auf unsere Stressresistenz auswirkt.

Bindegewebe finden wir aber nicht nur dicht unter der Haut, sondern an ganz unterschiedlichen Stellen unseres Körpers. In Bändern, Sehnen, Gelenkknorpel und -kapseln, Zwischenwirbelscheiben der Wirbelsäule, im Darm- und Magengewebe, in den Haaren, in Finger- und Zehennägeln sowie im Gewebe, das die Organe und Blutgefäße umhüllt und schützt.

Über das weiche Bindegewebe – die extrazelluläre Flüssigkeit – werden auch Nährstoffe und Wasser aus dem Stoffwechsel bis in das Zellmilieu geliefert. Bei der Oxidation anfallende Schadstoffe, vornehmlich Säuren und Salze, werden abtransportiert. Wie unser gesamter Organismus profitiert auch das Zellmilieu von einem ausgeglichenen Säure-Basen-Haushalt. Und wieder sind wir bei der Zelle. Ein entschlacktes, gut genährtes und durchblutetes Bindegewebe hält also nicht nur unser Äußeres, die Haut, sondern auch die Zelle jung.

## Verkalkung? Nein, danke!

Jedes Organ ist Zielscheibe von oxidativem Stress. So auch die Gefäße. Umgangssprachlich bezeichnen wir das Altern auch als „Verkalkung". In der Medizin heißt dieser degenerative Prozess Arteriosklerose. Es handelt sich dabei um die im Laufe der Lebenszeit zunehmende Ablagerung von Blutfetten und Cholesterinkristallen in den Innenwänden der Arterien, die die so genannte Intima verletzen und aufrauen, so dass Thromben entstehen können – der Beginn eines Gefäßverschlusses.

Aufgrund unserer heutigen Lebensweise hat diese Erkrankung mit ihren dramatischen Folgen stark zugenommen. Eine ungesunde Ernährung, Übergewicht, Diabetes, Bewegungsmangel, zu wenig Schlaf, Nikotin und Stress verstärken die Bildung der Ablagerungsprodukte.

Die Arteriosklerose ist deshalb so gefährlich, da sie lange Zeit ohne Symptome verläuft, schließlich aber zu lebensbedrohlichen Erkrankungen führen kann. Im Verlaufe der „Verkalkung" verengen sich die Arterien, die unseren gesamten Organismus mit frischem Blut versorgen sollen, bis sie schließlich ihre Aufgabe nicht mehr erfüllen können. Es kommt zu einer Minderdurchblutung einzelner Organe oder Körperteile und das kann zu einer Thrombose, zu Angina pectoris oder gar zu einem Herzinfarkt oder Schlaganfall führen.

Hier bietet der Zeolith durch seine antioxidative Wirkung eine gute Unterstützung bei der Vermeidung der gefäßverengenden Ablagerungen. Außerdem senkt Zeolith die Triglyceride und normalisiert das LDL, also spezielle Blutfette. Einen weiteren Ansatzpunkt gegen Arteriosklerose bietet das Naturmineral wegen seines Siliziumgehalts. In zahlreichen Tests an der Hauptschlagader von Personen unterschiedlichen Alters stellte sich heraus, dass der Verlust an Silizium mit zunehmendem Alter immer schneller voranschreitet.

Da Siliziummangel aber das Bindegewebe schwächt, nimmt auch die Elastizität und Festigkeit der Blutgefäße und Arterien ab. Gerade die Elastizität der Arterien ist aber wichtig, um den Blutfluss in Gang zu halten. Starre Arterien bedingen einen Bluthochdruck. Durch die Abgabe von Silizium verjüngt der Zeolith also auch unsere Arterien und beugt so schwerwiegenden Erkrankungen vor.

## Erhöhung der Knochendichte

Die Ionisierungsfähigkeit des Super-Minerals können wir uns auch zu Nutze machen, beispielsweise bei der Vermeidung der Osteoporose. Diese entsteht, wenn der Körper nicht mehr in der Lage ist, ausreichend Kalzium in den Knochen einzulagern und diese porös und immer anfälliger für Brüche werden. Mit zunehmendem Lebensalter nimmt die Stabilität der Knochen daher immer mehr ab, wenn wir nichts dagegen tun. In besonderem Maße gilt dies für Frauen, da sie durch die hormonellen Abläufe nach den Wechseljahren besonders betroffen sind.

Für ein langes und vitales Leben bedarf es aber eines stabilen Gerüstes. In Studien wurde nachgewiesen, dass der Zeolith die Kalziumaufnahme und damit eine Erhöhung der Knochendichte unterstützt. (Siehe auch Kapitel „Die Unterstützung des Zeolith bei Osteoporose")

Für den Alterungsprozess sind also die freien Radikale, nicht ausreichende antioxidative Prozesse und eine mangelnde Versorgung mit

mineralischen Nährstoffen zu einem großen Teil verantwortlich. Der natürliche Zeolith kann uns bei diesen negativen Einflüssen nachhaltig unterstützen, sie sogar vermeiden helfen. Auf diese Weise fühlen wir uns vitaler
und sehen auch noch jünger aus, so dass wir diesen Energieschub
nutzen können, um weitere gesundheitsfördernde Maßnahmen in unseren
Lebensstil einzubauen.

"

*Ich nehme seit zehn Jahren täglich
fünf bis zehn Gramm Zeolith ein.
Freunde haben mir kürzlich bestätigt,
dass mein Haar, das bereits völlig ergraut war,
wieder dunkler wird.
Wichtiger ist wohl aber,
dass ich mich mit meinen 86 Jahren
geistig und körperlich fit wie ein 50-jähriger fühle.*

"

# Mit 86 Jahren fit wie mit Fünfzig

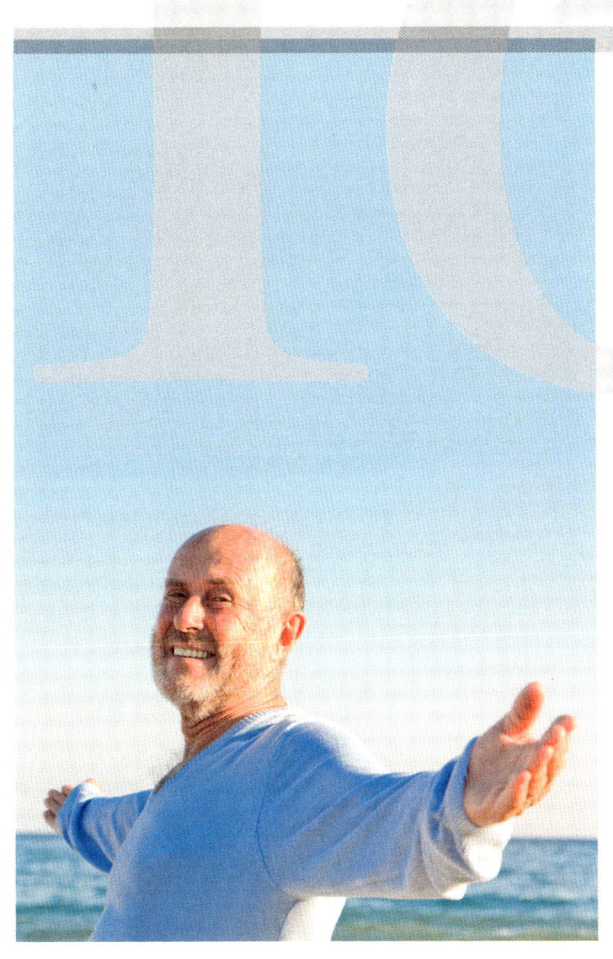

# „Mit 86 Jahren fit wie mit Fünfzig"

## Ein Gespräch mit Prof. Dr. Karl Hecht, dem Zeolith-Forscher Nummer 1 in Deutschland

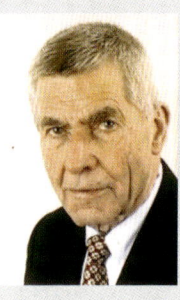

*Dr. med. habil. Karl Hecht, Professor für Neurophysiologie und emeritierter Professor für experimentelle und klinische pythologische Physiologie der Humboldt-Universität (Charitè) zu Berlin*

Er gilt als der Pionier der Zeolith-Forschung schlechthin, veröffentlichte bislang Hunderte von Fachartikeln und mehr als 40 wissenschaftliche Fach- und Sachbücher. Wir sprachen mit Prof. Dr. Karl Hecht, Professor für Neurophysiologie und emeritierter Professor für experimentelle und klinische pathologische Physiologie der Berliner Humboldt-Universität über die wachsende Bedeutung des Naturminerals in der Humanmedizin.

*Herr Professor Hecht, wie viel Zeolith nehmen Sie jeden Tag zu sich?*
Ich nehme seit zehn Jahren täglich fünf bis zehn Gramm Zeolith ein. Freunde haben mir kürzlich bestätigt, dass mein Haar, das bereits völlig ergraut war, wieder dunkler wird. Wichtiger ist aber wohl, dass ich mich mit meinen 86 Jahren geistig und körperlich fit wie ein 50-Jähriger fühle.

*Warum weiß man in Europa so wenig über Zeolith?*

Die Zeolith-Forschung hat hauptsächlich in Russland eine große Tradition. Die dortige Akademie der Wissenschaften führt mit dem Gesteinsmehl seit 20 Jahren klinische Studien an 40 Kliniken mit durchschnittlich jeweils 400 Patienten durch. Die Ergebnisse sind ausgesprochen gut. Der erste Artikel über Zeolith in Deutschland erschien 1961, allerdings auf Englisch.

*Seitdem hat sich offenkundig bei der medizinischen Anwendung hierzulande nicht allzu viel getan?*

Das stimmt. Da ist zum einen die Sprachbarriere. An russische Studien will niemand so richtig heran. Zum anderen behindert auch die Einstellung der Mediziner „Was ich nicht kenne, existiert nicht" die Kenntnisnahme im mitteleuropäischen Raum.

*Haben die klassischen Mediziner in Mitteleuropa wirklich solche Scheuklappen?*

Ich habe beispielsweise vielen schulmedizinisch orientierten Krebsärzten den Natur-Zeolith angeboten. Das Angebot wurde oft mit der Begründung abgelehnt: „Ich will mir doch meine Studie nicht versauen". Die von Pharma-Firmen finanzierten Untersuchungen sollten nicht zu Ungunsten des pharmazeutischen Produkts verfälscht werden.

*Wenn die Ärzte so blockieren – wie erfahren die  Patienten überhaupt von den segensreichen Effekten des Naturminerals?*

Immer mehr naturheilkundlich orientierte Ärzte arbeiten daran, die positiven Effekte des Zeoliths auf den Menschen öffentlich zu machen. Meiner Erfahrung nach können Schulmediziner und auch Patienten in der direkten Ansprache von den Vorzügen des Zeoliths überzeugt werden. Mein Traum ist es, dass das bereits existierende Wissen aus vielen Teilen der Welt zusammen findet und über eine intensive Berichterstattung der Medien dieses Wissen der Bevölkerung zugänglich gemacht wird und so auch Eingang in die Medizin findet.

*Sie berichten immer wieder von erstaunlichen Patienten-Geschichten. Haben Sie ein Fallbeispiel für uns parat?*

Ich hatte eine Brustkrebspatientin, die von Zeolith wusste. Sie konnte die Ärzte in der Klinik überzeugen, ihr Zeolith weiter zu verabreichen. Die Folge war, dass sie während der chemotherapeutischen Behandlung ein wesentlich besseres Allgemeinbefinden als ihre beiden Zimmergenossinnen hatte, die dieselbe Behandlung über sich ergehen hatten lassen. Meiner Patientin fielen beispielsweise die Haare nicht aus. Nach einem halben Jahr war sie geheilt, ihre beiden Mitpatientinnen waren verstorben.

*Gefragt sind also mündige Bürger, die eigene Vorstellungen mit einbringen. Haben Sie noch einen Patientenbericht für uns?*
Ich hatte eine russische Kollegin, die von ihren Ärzten bereits aufgegeben worden war, da sie Bauchwasser hatte. Ich gab ihr jeweils morgens und abends fünf Gramm Zeolith. Nach drei Monaten war das Bauchwasser verschwunden, nach einem halben Jahr fuhr sie bereits wieder zu Kongressen. Solche Ergebnisse sind fantastisch und geben mir Kraft, weiter am Thema dranzubleiben.

*Was ist denn eine besondere Qualität des Zeolith?*
Eine besondere Eigenschaft ist beispielsweise, dass er dem Körper nicht einzelne Mineralien zuführt, sondern systemisch über den Ionenaustausch regulativ im Organismus wirkt. Die Mineralien, die der Organismus braucht, werden zugeführt. Gleichzeitig werden schädliche Stoffe ausgeleitet. In diesem Zusammenhang ist der berühmte deutsche Chemiker Justus Liebig zu erwähnen, der schon an Pflanzen bewies, dass einzeln zugeführte Mineralien die Pflanze in ihrer Entwicklung nicht unterstützen – nur systemisch eingebrachte Mineralkombinationen führen zum Erfolg.

*Zeolith findet sich in großen Mengen auf Erden. Welcher ist nun besonders gut für den Menschen geeignet?*
Wichtig ist, dass es sich um Natur-Klinoptilolith-Zeolith handelt, den es in guter Qualität auf der ganzen Welt gibt. Zur Sicherung der Qualität lasse ich mir immer das Datenblatt der jeweiligen Förderquelle geben, um die genaue Zusammensetzung zu prüfen. Dabei ist auf 30 bis 40 Parameter zu achten. Entscheidend für die Qualität eines Zeoliths ist das Verhältnis von Silizium und Aluminium. Es soll mindestens 4 : 1, besser 6 : 1 betragen. Regionen mit großen Zeolith-Vorkommen sind Russland, vor allem in Sibirien, verschiedene Staaten der USA, Kuba, die Slowakei, Japan, die Türkei, Italien, China, die Ukraine, Aserbaidzhan, Georgien, allen voran die Kaukasusregion und verschiedene Länder Südamerikas.

*Müssen nach der Einnahme des Minerals Nebenwirkungen befürchtet werden?*
Absolut nicht. Ich habe zum Beispiel an 40 Patienten, 40 Tage lang jeweils vier Gramm Zeolith ausgegeben. Es traten keine Nebenwirkungen auf. Das Präparat kann nicht überdosiert werden. Die Ionenaustauschfähigkeit verhindert dies, da alles, was der Körper nicht benötigt,

wieder ausgeschieden wird. Wichtig ist allerdings, viel Wasser zu trinken, möglichst stündlich ein Glas. Dies verhindert auch eventuell auftretende Verstopfungen. Bei Durchfall-Erkrankungen erweist sich der hydrophile, also Flüssigkeit aufsaugende Effekt des Zeolith als besonders günstig. Die Symptome verschwinden in der Regel nach spätestens zwei bis drei Stunden. Ich habe kürzlich zwei Zahnimplantate bekommen und eine Behandlung mit Antibiotika abgelehnt. Nach einer Woche war mein Zahnarzt höchst erstaunt, dass das Zahnfleisch schon völlig ausgeheilt war. Auch das ist auf die hydrophile Wirkung des Naturminerals zurückzuführen.

*Manche Menschen fürchten dennoch, dass der Zeolith vielleicht auf den Stoffwechsel des Körpers Einfluss nimmt und so auch schädliche Wirkungen haben könnte. Was antworten Sie Skeptikern?*
Untersuchungen belegen eindeutig, dass kein Zeolith in die Nieren, Leber, Lungen, Bauchspeicheldrüse und Hormondrüsen oder in das Gehirn gelangt. Die Hauptwirkung, die Bindung von Schwermetallen und Giften, findet ausschließlich im Darm statt. Dort kommt es auch zu einer Austauschfunktion, die die Zufuhr lebenswichtiger im Zeolith enthaltener Stoffe gewährleistet und schädliche Stoffe aus dem Körper in den Zeolithkristallen bindet.

*Wie lange verbleibt der Zeolith im menschlichen Körper?*
Nach der Einnahme durchläuft das Gestein den gesamten Verdauungskanal und wird mit dem Stuhlgang ausgeschieden. Untersuchungen mit Isotopen-markierten Zeolith zeigten, dass er spätestens innerhalb von 24 Stunden vollständig ausgeschieden wird. Der markierte Zeolith zeigte an, dass er sechs Minuten nach der Einnahme den Magen und den Zwölffingerdarm erreicht hatte. Vier Stunden später hatte er bereits den Dünndarm durchlaufen und befand sich am Anfang des Dickdarms. 24 Stunden nach der Einnahme beginnt, ausgehend vom letzten Teil des Dickdarms und im Mastdarm, der Prozess der Ausscheidung mit dem Stuhl.

*Die Verschmutzung unserer Umwelt mit Giftstoffen hat dramatische Ausmaße angenommen. Wie kann der Zeolith hier helfen?*
Er wirkt im menschlichen und tierischen Organismus als Sanogenetikum, abgeleitet von dem Wort Sanogenese, was Gesundheitsentwicklung bedeutet, wie ein Auto-Bioregulator. Wobei das Siliziumdioxid die tragende Rolle dabei spielt. In der heutigen hochvergifteten Umwelt des Menschen bietet sich die tägliche Einnahme von Natur-Zeolith-Präparaten als der günstigste Schutz an und dient somit der Erhaltung der Gesundheit.

In diesem Zusammenhang ist festzuhalten, dass die Umweltver-schmutzung mit Chemikalien von 1950 bis 1980 um das zehnfache zugenommen hat. Gegenwärtig werden die Menschen unseres Planeten jährlich mit mehr als 200 Millionen Tonnen Giftstoffen belastet. Mit Natur-zeolith kann dieser schleichenden Vergiftung entgegengewirkt werden.

*Welche Menschen sind besonders von der Umweltvergiftung betroffen?*
Besonders gefährlich sind diese Befunde für übergewichtige Menschen, bei denen sich die Giftstoffe in der Fettschicht stabil festsetzen können. Chemikalien, einschließlich Pestiziden, sind ein entzündungsstimulieren-des neues Phänomen, das seit Mitte des 20. Jahrhunderts verstärkt auftritt, wodurch das Risiko an Krebs zu erkranken erheblich erhöht wird. Mit Naturzeolith kann dieser schleichenden Vergiftung entgegengewirkt werden.

*Gibt es bei der Einnahme des Minerals etwas Besonderes zu beachten?*
Die natürlichste Form Natur-Klinoptilolith-Zeolith einzunehmen wird schon seit Jahrhunderten von Urvölkern vergangener und heutiger Zeiten prak-tiziert: das Verrühren des pulverisierten Gesteinsmehls in Wasser. Naturvölker, bei denen das Gesteinsmehl zur täglichen Ernährung diente, kannten keine chronische Erkrankung und zeichneten sich durch eine gesunde Langlebigkeit aus. Sie wurden als Gesteinsesser bezeichnet. Zur Einnahme entnimmt man mit einem trockenen Keramiklöffel das Pul-ver, gibt dies in ein Glas Wasser (37°C) und verrührt das Pulver. Dann trinkt man es schluckweise: wenn ein Rest bleibt, gießt man erneut Wasser zu bis das Glas völlig von Pulver befreit ist. Es ist auch möglich, den Natur-Klinoptilolith-Zeolith beispielsweise als Kombinationspräparat mit der Spirulina-Alge als Schlucktablette einzunehmen, wozu man aus-reichend Wasser trinken sollte.

*Kann die Wirksamkeit des Zeolith auch von gängigen Pharma-Produkten erreicht werden?*
Das funktionell-regulative Wirkspektrum des Natur-Klinoptilolith-Zeoliths wird von keinem heute bekannten Medikament erreicht. Nur die Silizium-dioxidreichen Erden und Tone, allen voran der Montmorillonit und der Bentonit, haben annäherungsweise gleiche Wirkeigenschaften wie der Natur-Klinoptilolith-Zeolith. Davon hatten die Ärzte in der Antike bereits Kenntnis. Die Siliziumdioxid-reiche „Siegelerde" als Heilmittel hatte bei ihnen höheren Wert als Gold. Symbolisch könnte man heute diese Be-wertung auf den Natur-Klinoptilolith-Zeolith übertragen.

## *Worauf müssen Arzt und Patient beim Umgang mit dem Naturmineral noch achten?*

Die Anwendung von Zeolith im medizinischen Alltag und in der Prophylaxe erfordert verantwortungsvolles, wissenschaftlich fundiertes Handeln. Wichtig hierbei ist:

- Eine ausreichende Flüssigkeitszufuhr zusätzlich während einer Kur mit Naturklinoptilolith-Präparaten. Die Faustregel dafür lautet: Tagsüber jede Stunde ein Glas Wasser trinken.
- Regelmäßige Einnahme – also keine Unterbrechung der Therapie.
- Prophylaktische Kuren sollten 40 Tage dauern. Bei Einsatz des Natur-Zeolith als Therapeutikum muss die Dauer individuell vom Therapeuten entschieden werden.
- Der Abstand von den Mahlzeiten sollte mindestens 30 Minuten betragen. Die Einnahme vor den Mahlzeiten begünstigt die Wirkung für die in der Nahrung befindlichen Mineralien, Vitamine, Enzyme und anderen nützlichen Mikro-Nährstoffen.
- Genussmittel wie Alkohol, Nikotin oder Koffein können aber auch die Zeolith-Wirkung einschränken.
- Naturklinoptilolith kann in bestimmten Fällen mit klassischen Medikamenten eingenommen werden. Es kann dabei die Nebenwirkungen abschwächen. Dieses muss aber individuell vom jeweiligen Therapeuten entschieden werden.
- Angemessene Körperbewegung, wie Laufen, Joggen, Wandern, Nordic Walking und Schwimmen vermögen den Effekt von Naturklinoptilolith-Zeolith zu erhöhen.

*Wie sehen Sie die Zukunft der medizinischen Anwendung des Zeoliths?*
Nach der Wiederentdeckung des Silizium enthaltenden Zeoliths arbeiten Wissenschafter, Mediziner und andere Fachleute daran, dieses Silikatgestein weiter zu erforschen und nutzbar zu machen. Klinoptilolith-Zeolith hat das Potential, die Gesundheit und Lebensqualität jedes Einzelnen weiter zu verbessern. Eine Chance, die man nicht ungenutzt lassen sollte.

*„*

*Die Einnahme von potenten Naturpräparaten
wie dem Zeolith ist sicherlich ein gewichtiger Schritt
in Richtung Gesundheit,
doch wenn die Patienten nicht an der Änderung ihrer
oft krankmachenden Gewohnheiten arbeiten,
kann es keine Gesundung auf Dauer geben.*

*„*

# Ganzheitliche Entgiftung

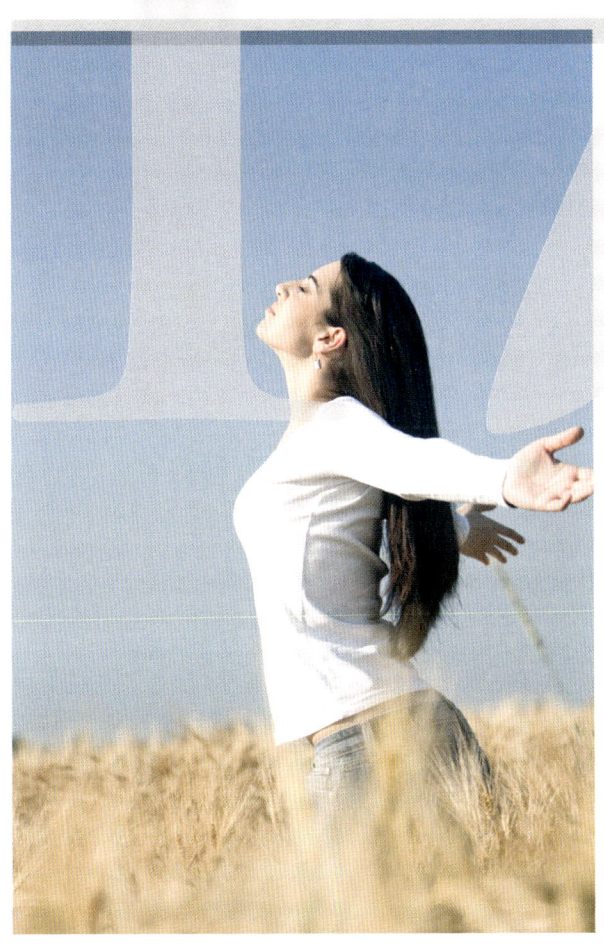

# Ganzheitliche Entgiftung: Die Körper-Geist-Seele-Heilung

Was ist mit ganzheitlicher Entgiftung gemeint? Eine Änderung des krankmachenden Lebensstiles! Denn wenn wir unsere tagtägliche Lebensweise auf gesunde Gewohnheiten und Denkweisen trimmen, erwecken wir die in uns schlummernden, unglaublich starken Selbstheilungskräfte.

Die Einnahme von potenten Naturpräparaten wie dem Zeolith ist sicherlich ein gewichtiger Schritt in Richtung Gesundheit, doch wenn die Patienten nicht an der Änderung ihrer oft krankmachenden Gewohnheiten arbeiten, kann es keine Gesundung auf Dauer geben.

Als Schulmedizinerin war ich zwischenzeitlich arg frustriert, weil Patienten mich nur allzu oft als eine Art Reparaturexperten für ihre Erkrankungen sahen und ihre Eigenverantwortung am Verlust ihrer Gesundheit nicht erkannten. Ihr Motto lautete: Ich zahle soviel Krankenversicherung, da soll mich mein Arzt jetzt auch gesund machen.

Jahrzehntelang war der Patient gewöhnt, Tabletten, Injektionen und ähnliche medizinische „Hilfen" zu bekommen und dabei nichts zu hinterfragen.

Diese Zeiten sollten endgültig vorbei sein. Der mündige Patient ist aufgerufen, sein Heil mitzubestimmen und mitunter selbst in die Hand zu nehmen. Dazu sollte man Folgendes verstehen: In unserem Gehirn gibt es Zentren, die für unsere Emotionen, für Schmerz, Hunger, Durst, Angst,

Freude zuständig sind. Diese Zentren sind ganz eng mit unserer Abwehr und mit der Steuerungszentrale für Hormone, der Hirnanhangdrüse, vernetzt.

Ein schönes Musikstück löst beispielsweise Freude in uns aus, Glückshormone werden ausgeschüttet, was wiederum die Produktion von Abwehrzellen stimuliert. Wir möchten dann vor Freude tanzen und am liebsten Luftsprünge machen. Diese fantastische Reaktion des Körpers kann man beispielsweise auch während der Behandlung mit einer Chemotherapie ausnützen – man gibt den Patienten Kopfhörer, spielt ihnen Vogelgezwitscher im Frühling vor und sagt ihnen: „Jeder Tropfen der Infusionslösung bringt Gesundheit". Eine wahrlich hilfreiche Suggestion.

Nicht nur dem erkrankten Körper muss geholfen werden, sondern auch der Seele, die vielleicht mit dem Schicksal hadert. „Warum gerade ich?" fragen sich viele Patienten voller Selbstmitleid. Wichtig ist es, die Krankheit zuerst anzunehmen und dann mit voller Kraft gegen sie vorzugehen – und dabei niemandem die Schuld zu geben, am wenigsten sich selbst. Nehmen Sie Krankheit als Anstoß zu einer Änderung des Lebensstiles.

## Mentales schafft Reales

Krankheit wird immer wieder auftauchen, wenn der Betroffene nicht auch die notwendige geistig-psychische Verränderung über die Etablierung eines neuen, gesunden Lebensstils herbeiführt. Dies betrifft nicht nur die äußeren Faktoren wie Ernährung und Bewegung, sondern vor allem auch innere, wie eine positive, mentale Programmierung des Bewusstseins auf ein gesundes und glückliches Leben. Mentales schafft schließlich Reales. Also: Nicht nur der Körper muss entgiftet werden, sondern auch der Geist.

Letztlich ist es nämlich das nie enden wollende Karussell der negativen Gedanken im Kopf, welches uns krank macht. Wir alle sind deshalb aufgerufen, eine nachhaltige, individuelle Gesundheitskultur zu kreieren. Was ich aus Indien, wo ich das Zentrum der Ayurveda-Medizin besuchte, mitgenommen habe und später auch bei den jahrelangen Beobachtungen meiner Patienten bestätigt sah, war der entscheidende Schritt im Leben eines schwer Erkrankten, seine Lebensgewohnheiten in jeder Weise zu ändern.

Nicht umsonst erzählt man sich die Geschichte eines Mannes, der nach der niederschmetternden Diagnose „unheilbarer Krebs" all sein Vermögen verkaufte, mit dem Geld eine lang ersehnte Weltreise machte und schließlich arm, aber gesund und heil wiederkehrte.

Natürlich sollen die Menschen die Möglichkeiten der Schulmedizin ausschöpfen, aber die beste Herztransplantation nützt nichts, wenn man danach weiterhin kiloweise Speck, Fastfood und cremige Torten in sich hineinschlingt und die Zeit im Fernsehsessel verbringt, um Sport anzusehen. Da ist man gefordert, auf Gemüse, Obst und Fisch umzusteigen und selbst in die Laufschuhe zu schlüpfen. Erwiesenermaßen stimuliert Bewegung unser Immunsystem; Fett wird dann nicht im Körper eingelagert, sondern über die sportliche Aktivität verbrannt.

Ich entsinne mich eines uneinsichtigen Mannes, der aufgrund einer viel zu fettreichen Ernährung stark überhöhte Cholesterin- und Blutfettwerte hatte. Die Folge war eine völlig verstopfte Beinarterie. Ohne Operation hätte man sein Bein amputieren müssen. Kaum hatte er das Krankenhaus verlassen, begann er trotz Aufklärung wieder fetten Schweinsbraten zu essen. „Mir schmeckt es eben", lautete seine lakonische Antwort auf meine Warnung – er verübte also gerade wieder Selbstmord mit Messer und Gabel.

Die Zahl der Diabetiker, Arteriosklerose-Patienten und auch der Dialysepflichtigen steigt unaufhörlich und unser Gesundheitswesen hat schon lange seine finanziellen Grenzen erreicht – unserer Kassen sind im Burn out.

Besonders wichtig erscheint mir bei der Umstellung auf neue Gewohnheiten auch ein regelmäßiger Rhythmus im Leben vor allem, was den Schlaf, die Mahlzeiten und die Verdauung betrifft. So gehören Schichtarbeiter gewiss zu den besonders betroffenen Risikogruppen.

Wie wichtig auch die Aufarbeitung von psychischem und mentalem Stress ist, soll das Fallbeispiel einer lieben Bekannten von mir aufzeigen. Vor Jahren erkrankte die noch junge Frau an Lymphdrüsenkrebs und ließ eine Chemotherapie mit enormen Nebenwirkungen über sich ergehen. Trotz meiner Warnung übte sie ihren Beruf weiter aus. Die psychische Belastung ihres Berufes war über die Maßen belastend. So dauerte es nicht all zu lange, da erkrankte sie wieder an Krebs. Diesmal war ihre Brust betroffen.

Nun war es wirklich an der Zeit, ihr Leben zu ändern oder ein drittes Mal einen Krebs zu bekommen. Sie folgte schließlich meinem Rat und Drängen und suchte sich ein neues Aufgabengebiet, bei dem sie weltweit in einem sozialen Bereich tätig ist. Ihr neuer Job bereitet ihr viel Freude und sie ist seit Jahren wieder kerngesund.

## Ein Talent für das Leben entwickeln

Geht man aber nach einer Erkrankung den gleichen Weg weiter wie beispielsweise der gestresste Manager nach dem ersten Herzinfarkt, so folgt mit Sicherheit ein zweiter Infarkt. Es ist für jeden Einzelnen abzuwägen, welchen Weg er gehen will. Die Inder sagen über Krankheiten: „Entweder es ist ein Schuss vor den Bug, den man wahrnimmt und etwas ändert, oder es ist Karma – der schicksalhafte Weg in den Tod."

Ich hatte eine überaus liebenswürdige Patientin mit Brustkrebs, die regelmäßig zur Nachsorge zu mir kam. Sie hatte ein kleines Gasthaus, das sie in den Wintermonaten allein betreute, da sie sich Personal nicht leisten konnte. Es kamen in der kalten Jahreszeit nur wenige Bauern aus der Umgebung vorbei, um ein Glas Wein oder ein Bier zu trinken. Aber geraucht wurde viel. Ich erklärte ihr, wie schädlich das „Mitrauchen" für sie sei und letztendlich bliebe ihr ja nach Zahlung von Heizung und Licht sowieso nichts mehr von der Zeche übrig. Sie folgte meinem Rat, schloss im Winter ihr Gasthaus, genoss die frische Luft und die Freizeit, die sie nun hatte und heute, Jahre später, erfreut sie sich bester Gesundheit.

Ein Beispiel aus der Ayurveda-Therapie eines Patienten mit chronischen Magenbeschwerden belegt, wie leicht bisweilen auch kleine Umstellung im Alltag zu heilsamen Effekten führen kann.

Nach einem langen ausführlichen Gespräch mit dem Patienten, in dem auch über die Familie, den Beruf und sein gesamtes Umfeld gesprochen wurde, stellte sich heraus, dass seine Magenschmerzen immer dann begannen, wenn er ins Büro ging und seinem ungeliebten Kollegen gegenüber saß. Nichts auf dem gemeinsamen Schreibtisch trennte die Aura der beiden.

Der Ayurveda-Therapeut riet dem Patienten, doch einen Blumentopf mit großen grünen Blättern zwischen sich und den Kollegen zu stellen – und der einfache Trick half. In Europa hätte der Patient ein Medikament wie Antacida bekommen und unter Umständen hätte man ihm zwei Drittel des Magens entfernt. Und sehr wahrscheinlich hätten sich dann die Beschwerden auf ein anderes Organ verlegt.

Ich halte das Gespräch mit den Patienten für äußerst wichtig und aufschlussreich – ich betrachte seine Körperhaltung und -sprache, seine Hautfarbe, den Haarwuchs, die Farbe seiner Kleidung, zu der er am morgen unbewusst gegriffen hat, die Art über seine Leiden zu berichten, woran er Freude hat und was in seinem Leben schief gelaufen ist. Dabei erfahre ich über die Ursachen der Erkrankung meist mehr als über Röntgenaufnahmen oder andere Diagnosegeräte. Diese technischen Errungenschaften besitzen sicher ihren Stellenwert, werden aber viel zu häufig angewandt.

Ebenso verhält es sich mit Medikamenten: Die Interaktionen der vielen chemischen Keulen können kaum noch überblickt werden, wenn Patienten bis zu 20 Tabletten oder mehr drei Mal täglich zu sich nehmen. Bei einfachen Erkältungen ist wahrscheinlich Thymianhonig, Tee und Inhalation immer noch die gesündere Alternative.

Ein positiver Lebensstil trägt zu einem körperlich-geistig-seelischen Wohlbefinden bei. Angestrebt wird eine innere Harmonie, ein Mit-Sich-In-Übereinstimmung stehen sowie ein ausgeprägtes Körperbewusstsein, weil der Körper dann genau signalisiert, was ihm gut tut. Schlechte Lebensgewohnheiten und Süchte wie Rauchen, Alkoholkonsum, zerstörerische Beziehungen, übermäßiges und ungesundes Essen, ein ständig vom Denken rauchender Kopf sollen neuen, die Gesundheit fördernden Verhaltensweisen weichen und damit ein neues Lebensgefühl wecken. Es gilt, ein Talent fürs Leben zu entwickeln.

Ein effektives Wellness- und Anti-Aging-Programm bedeutet demnach nicht, sich hin und wieder einmal eine Auszeit zu gönnen, sich mit Massagen und deftigem Essen und Ablenkungen jeglicher Art passiv „verwöhnen" zu lassen, um anschließend noch übergewichtiger und energieloser in den Alltagstrott zurückzukehren.

Setzen Sie Impulse, die das Lebensgefühl nachhaltig positiv beeinflussen. Das Ziel sollte eine neue, individuell abgestimmte, ganzheitliche Gesundheitskultur sein. Jeder von uns will doch lieber lebenssatt an Altersschwäche sterben, als an einer Krankheit, verbunden mit langem Siechtum.

Das betrifft die Gesundheitsvorsorge, den Umgang mit sich selbst und anderen, die Ernährung, die richtige Nahrungsergänzung, die richtigen Fitness-Programme, die emotionale und mentale Klarheit, aufbauende soziale Kontakte, eine erfüllende Arbeit, das richtige (Wohlfühl)-Gewicht, Anti-Aging-Maßnahmen und Entspannungstechniken wie Meditation oder Yoga, um den Alltagsstress zu neutralisieren.

## Stopp für den negativen Stress

Ein Umdenken tut Not, wie nackte Zahlen deutlich belegen: Rund 75 Prozent der Mitteleuropäer sterben inzwischen wegen eines destruktiven Lebensstils an zwei Zivilisationskrankheiten: Herz-Kreislauf-Leiden (50 Prozent) und Krebs (25 Prozent). 85 Prozent der Bevölkerung leiden zudem unter Darmproblemen.

Wir brauchen vor allem drei Dinge:
• einen funktionierenden Darm,
• freie Arterien und
• ein intaktes Immunsystem.

Zuviel an negativem Stress (Dystress) produziert freie Radikale, also aggressive Sauerstoffmoleküle, die langfristig Zivilisationskrankheiten wie Krebs mit auslösen können.

Es geht hier auch darum, das Rad der andauernd kreisenden Gedanken in unserem Kopf anhalten zu lernen, den Kopf zu leeren, um wieder unsere Intuition zu spüren und entspannen zu können. Hinzu kommt das Auflösen uralter, negativer unbewusster Gedankenmuster, die uns bereits als Kinder eingeimpft werden und die unsere spätere „Persönlichkeit" stark mitprägen. Ein Wort, das sinnigerweise vom griechischen „Persona", also Maske, herrührt. Es gilt also, die Masken wieder abzunehmen und authentisch zu leben.

Die meisten Menschen haben eine Art von „innerem Saboteur" in sich, der beispielsweise sagt, dass wir nicht gut genug sind oder Erfolg im Leben nicht verdient haben. Solche Negativgedanken und -muster schlagen sich nicht nur in unseren Lebensumständen wie schlechten Partnerschaften oder finanziellen Problemen, sondern auch als Verkrampfungen in unserem Körper nieder. Es sind diese Energieblockaden, die uns letztendlich müde, ausgelaugt und schließlich seelisch und körperlich krank machen. Krankheitserreger wie Bakterien, Viren oder Pilze haben dann ein leichtes Spiel, weil sie auf einen Körper mit einem geschwächten Immunsystem treffen.

Um die „eisigen" Stellen im Körper wieder zu lockern, gibt es heutzutage viele Angebote an Entspannungsmethoden und sanften Therapieformen – wir alle sind aufgerufen, geistigen Müll loszulassen, den inneren Druck abzubauen und ohne Anstrengung aus dem allgegenwärtigen Fluss des Lebens heraus zu leben.

## Das Verzeihen als „Wundermittel"

In diesem Zusammenhang möchte ich auf ein Thema hinweisen, dass immer mehr an Bedeutung gewinnt. Auf den Punkt gebracht: Wer anderen und vor allem auch sich selbst verzeihen kann, bleibt gesund und lebt länger. Im Übrigen macht Vergeben wirklich selig; es kann kaputte Ehen reparieren und sogar Verbrechen vorbeugen. Allein in den USA gibt es inzwischen mehr als 50 wissenschaftliche Studien, die alle von den positiven Ergebnissen des Verzeihens auf die Gesundheit berichten.

So wurde in einer Forschungsarbeit nachgewiesen, dass verzeihende Menschen einen niedrigeren diastolischen Blutdruck und geringere Stresshormon-Werte aufweisen als weniger Verzeihensbereite. Eine andere Untersuchung kam zu dem Schluss, dass Verzeihen nicht nur chronische Rückenschmerzen und Depression lindern kann, sondern auch vor einer Chronifizierung von Schmerzen schützt. Rachsüchtige verbrauchen eine Menge an Energie für ihre Rachegelüste.

Auch auf die Fettleibigkeit wirkt sich Verzeihen positiv aus. Italienische Ehefrauen, alle stark übergewichtig und typische Frustesser, nahmen ab, nachdem sie gelernt hatten, ihren Männern all die Kränkungen zu verzeihen, die diese ihnen angetan hatten. Vergeben hat außerdem einen günstigen Einfluss in der Rehabilitation von Patienten mit Wirbelsäulenproblemen.

Aufgrund der Forschungen wurde auch deutlich, dass vor allem auch „Selbstvergebung die größte Heilung ist". Die Selbstvergebung ist einer der Schlüssel, um Leiden, Unglück und Krankheit von Innen her zu heilen. So geht die Lehre der „radikalen Selbstvergebung" davon aus, dass Menschen in ihrem ganzen Leben niemals einen Fehler gemacht haben und alles Geschehene seinen tieferen Sinn hatte. Die Einsicht lautet: „Alles, was geschehen ist, war notwendig, um das Wachstum der Seele zu fördern und innere Befreiung zu erlangen."

Meine jahrzehntelange Erfahrung hat mir gezeigt, dass eine konsequente körperliche und geistige Entgiftung zur Heilung auch schwerster Leiden führen kann. Wer seine früheren traumatischen Erlebnisse loslassen und allen, die daran beteiligt waren, vergeben kann, befindet sich bereits auf dem Weg der Heilung. Wer sich aber die (vermeintlichen) Fehler der Vergangenheit nicht vergibt und glaubt schuldig zu sein, der kann seine Krankheit kaum überwinden. Mit seiner negativen Denkweise programmiert er das Unterbewusstsein automatisch auf Zerstörung.

Eine wunderbare und einfache Übung einer solch unheilvollen Entwicklung entgegenzutreten ist beispielsweise das hawaiianische Vergebungsritual „Ho`ponopono", das auf den Inseln vor der Westküste der USA noch vor der Heilung des Körpers durchgeführt wird.

Dabei wird nach einer Einstimmung über Gebet oder Meditation das Problem beschrieben und der eigene Anteil daran in das Bewusstsein gerufen. Anschließend wird allen an der Situation beteiligten Menschen vergeben und sie sprechen folgende – freilich ehrlich gemeinten – vier Sätze: „Es tut mir leid. Bitte verzeihe mir. Ich liebe Dich. Danke."

Wissenschaftliche Untersuchungen haben ergeben, dass diese simple Methode nicht nur im Bereich Gesundheit wahre Wunder vollbringen kann, sondern sich auf alle Lebensbereiche wie Partnerschaft, Finanzen, Beruf oder Familie positiv auswirkt.

*Besonders gute Resultate*
*konnten beispielsweise bei der Entgiftung,*
*der schnelleren Regeneration, Diabetes mellitus,*
*Leberschaeden, Anaemie, Tumorerkrankungen und*
*Problemen des Verdauungstraktes sowie*
*bei Hautkrankheiten beobachtet werden.*

# Zeolith wissenschaftlich bestens erforscht

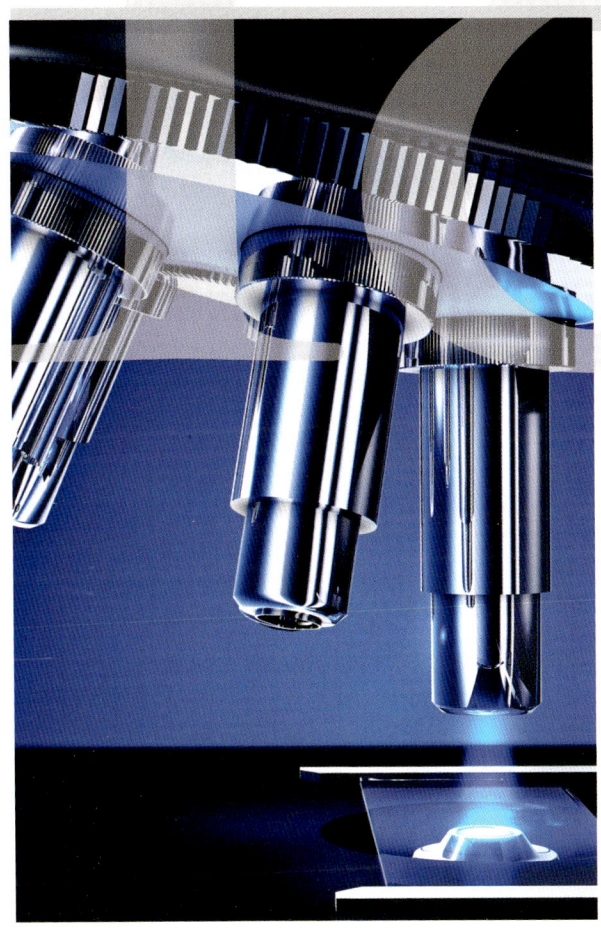

# Zeolith wissenschaftlich bestens erforscht

Seit bereits mehr als 25 Jahren bestätigen wissenschaftlich-medizinische Erfahrungen und anerkannte Studien, dass das Lavagestein durch seine natürlichen Heilkräfte als Basisprophylaxe und Basistherapeutikum bestens geeignet ist. Hinzu kommen die Überlieferungen aus den Ursprüngen der Heilkunst (Avicenna, Paracelsus, Hippokrates) über die vorbeugende und heilende Wirkung des Urminerals Siliziumdioxid. Für die Ärzte in der Antike war Erde mit einem großen Anteil dieses Naturstoffes wertvoller als Gold.

Besonders gute Resultate konnten beispielsweise bei der Entgiftung, der schnelleren Regeneration, Diabetes mellitus, Leberschäden, Anämie, Tumorerkrankungen und Problemen des Verdauungstraktes sowie bei Hautkrankheiten beobachtet werden. Weitere Untersuchungen zeigten eine deutliche Verbesserung des Immunsystems und der Gehirntätigkeit. Positive Effekte wurden bei der Wundheilung und bei der Pflege der Haut gemessen. Deutliche Erfolge gab es auch bei der Ausleitung von Schwermetallen und Giftstoffen aller Art, wodurch sich rasch eine Erhöhung der körperlichen Leistungsfähigkeit einstellt.

Viele laufende Studien und Beobachtungen rund um den Globus versprechen noch viele weitere spannende Möglichkeiten der Anwendung. Dadurch werden sich auch die Einsatzmöglichkeiten für das zerriebene Lavagestein in Prävention und komplementärer Therapie erheblich erweitern. Viel versprechend sind Zeolith-Gaben beispielsweise bei Magen-Darm-Entzündungen, Fettstoffwechsel- und Nervenstörungen wie der Polyneuropathie, für die die Schulmedizin bislang kaum Erfolg versprechende Therapien anbieten kann.

Die breite Palette der positiven Einsatzmöglichkeiten erklärt sich aus den vielfältigen, natürlichen Wirkmechanismen des Zeolith. Die Adsorptionsfähigkeit, die Molekularsiebfunktion und die Ionisierung machen dieses große Spektrum möglich.

Leider sind wissenschaftliche Studien immer mit einem großen Finanzmittelbedarf verbunden. Die Schwierigkeit, für einen Naturwirkstoff entsprechende Investoren zu finden, erschwert ein dem Potential des Zeolith entsprechendes Tempo in der Erforschung. Hier wäre die öffentliche Hand, auf nationaler, europäischer oder auch internationaler Ebene, als Geldgeber für die Studien gefragt. Schließlich ließen sich die Kosten der Gesundheitssysteme durch den Einsatz von Zeolith-Medizinprodukten bereits in der Prävention drastisch senken.

Die positiven Wirkungen des aktivierten Vulkanminerals sind inzwischen eindeutig belegt. Vor allem die Studien des weltweit renommierten kroatischen Molekularbiologen Prof. Kresimir Pavelić inspirieren mich seit mehr als einem Jahrzehnt: So konnte der visionäre Forscher eindeutig nachweisen, dass Gene, die für die Ausbreitung von Krebszellen verantwortlich sind, durch das Mineral positiv verändert werden. Pavelić bewies schlüssig, dass Zeolith die Reparaturfähigkeit der Erbsubstanz erhöht und dass Anti-Stress-Gene durch das Mineral hochgeregelt werden.

Auch die persönliche Bekanntschaft mit dem Zeolith-Forscher Nummer 1 in Mitteleuropa, dem Berliner Neurophysiologen Prof. Karl Hecht, und das Studium seiner zahlreichen wissenschaftlichen Abhandlungen haben einen sehr großen Einfluss auf mich gehabt. Hecht erkannte als einer der ersten Wissenschafter den hohen Wert der Mineralien für die Gesundheit des Menschen. Er konnte stichhaltig nachweisen, dass Zeolith-Klinoptilolith dem Prozess der schleichenden Vergiftung unserer Umwelt über Nahrung, Trinkflüssigkeiten, Atmung und Medikamenten äußerst wirkungsvoll entgegenwirken kann.

Hecht ist es im Übrigen zu verdanken, dass die zahlreichen beeindruckenden Forschungsarbeiten zu dem Mineral aus asiatischen und osteuropäischen Ländern auch in unseren Breitengraden mehr und mehr Aufmerksamkeit finden. So wurde in Russland bereits das 20-jährige Jubiläum der Zeolith-Forschung in der klinischen Anwendung gefeiert: Allein unter der Regie der Russischen Akademie der Wissenschaften wurden tausende Patienten an rund 40 Kliniken erfolgreich mit dem Naturmineral behandelt.

Doch ich muss gar nicht soweit in die Ferne schweifen, um auf handfeste Belege für die fantastischen Effekte des Zeolith zu stoßen. Faktisch vor meiner Haustüre, nämlich an der Privatklinik Villach, wurde im Jahr 2000 eine Langzeit-Studie mit dem aktivierten Lavagestein begonnen. Unter der Leitung von Dr. Wolfgang Thoma wurde das fein gemahlene Mineral hunderten Patienten verabreicht, wobei sich bei einem Großteil von ihnen bereits nach wenigen Tagen eine wesentliche und spürbare Verbesserung der Vitalität und des Allgemeinzustandes zeigte, Der wiederum mit einer starken Senkung des regelmäßig gemessenen Spiegels an freien Radikalen einherging.

Besonders gute Wirkungen zeigten sich bei mit Chemo- und Strahlentherapien behandelten Tumorpatienten. Hier war die Verträglichkeit dieser fast immer von schlimmen Nebenwirkungen begleiteten toxischen Behandlungen bei Gabe von Zeolith messbar deutlich besser.

Auch die Studien des bekannten römischen Pharmazeuten Prof. Fedele Manna bestätigen eindrucksvoll die Fähigkeiten des Zeolith, schnell Giftstoffe aus dem Körper ausleiten zu können. Die Ergebnisse der Manna-Forschung beweisen klar, dass Zeolith eine besonders stabile Bindung mit Schwermetallen eingeht und ein perfekter Ionenaustauscher ist – die Ionen, die sich im Inneren des Minerals befinden, werden an den Organismus abgegeben, im Gegenzug Schwermetalle aufgenommen und innerhalb eines Tages über den Stuhl wieder abgegeben.

In der Industrie wird das Vulkanmineral längst als der Rohstoff des 21. Jahrhunderts bezeichnet. Es findet bei der Blutwäsche ebenso Einsatz, wie als Trinkwasser- und Narkosefilter oder bei der Konservierung von Lebensmitteln. Das erinnert mich ein wenig an die Geschichte des Echolots – das Gerät zur elektroakustischen Messung von Wassertiefen war in der Technik lange bekannt, bevor es in der Humanmedizin als Sonographie bekannt wurde.

Und auch die Sportwissenschaft ist oftmals der Medizin eine Nasenlänge voraus wie beispielsweise die Entwicklungen des autogenen Trainings oder die gezielten Übungen zur Konzentrationssteigerung zeigen. Forschungen belegen unterdessen auch eindeutig, dass sich die Leistungsfähigkeit im Sport aufgrund der Zeolith-Einnahme auf über zehn Prozent steigern kann. Ein wahrlich beeindruckender Effekt, wenn man bedenkt, dass im Leistungssport bisweilen Bruchteile von Sekunden über Sieg und Niederlage entscheiden können.

Inzwischen gibt es also weltweit eine Unzahl von Studien und Erfahrungsberichte, die eine breitere Anwendung des speziell bearbeiteten Vulkanminerals als Heil- und Stärkungsmittel in der Humanmedizin rechtfertigen sollten.

Es ist an der Zeit, dass die Mediziner hierzulande alte Denkgewohnheiten hinter sich lassen und sich für neue Formen sowohl natürlicher wie effektiver, praktischer und nicht zuletzt preiswerter Therapieansätze öffnen.

Mit dem wissenschaftlich bestens erforschten Mineral Zeolith-Klinoptilolith haben wir ein perfektes Naturheilmittel und „biologisches Rostschutzmittel" als Dauerprävention zur Hand, das mit seiner Urkraft der Natur nicht nur unseren Körper optimal entgiftet, sondern auch dazu beiträgt, dass wir gesund steinalt werden und chronische Zivilisationskrankheiten wie Arterienverkalkung, Diabetes oder Krebs erfolgreich behandeln können.

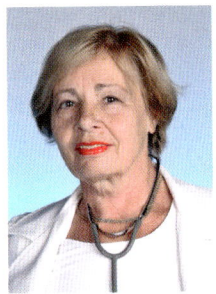

## Dr. med. Ilse Triebnig

geboren 1941, studierte Medizin in Wien und gilt als Expertin in der Behandlung von Krebskranken. Sie ist eine renommierte Fachärztin für Chirurgie und gründete um die Jahrtausendwende zusätzlich eine eigene Praxis in Villach um ihre schulmedizinische Erfahrung in Verbindung mit komplementären Therapieverfahren an ihre Patienten weiterzugeben.

Nachdem ihr Interesse am Klinoptilolith-Zeolith erwacht war, behandelte die engagierte Ärztin in den letzten zehn Jahren rund 2000 Patienten – die meisten davon an Krebs erkrankt – mit dem Naturmineral.

Sie gilt als „die" europäische Pionierin auf dem Gebiet der medizinischen Anwendung des sanften Entgiftungsmittels mit seinen verblüffenden Effekten vor allem auch in Phasen der Chemo-und Strahlentherapie.

Weil sie die großen Vorteile des Vulkanminerals auf die Gesundheit einer breiten Masse von Menschen darstellen möchte, schreibt Dr. Triebnig unermüdlich journalistische Artikel und Erfahrungsberichte über das Naturmittel und hält im gesamten deutschen Sprachraum Vorträge und Seminare.

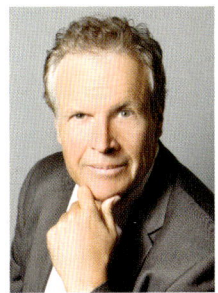

**Ingomar W. Schwelz**

geboren 1953 in Graz, ist Journalist, freier Autor und Chefredakteur der Reportage- und Feature.Agentur RuF in Berlin – einer Journalistengemeinschaft für Themen aus dem Wellness-, Lifestyle- und Gesundheitsbereich. In seiner publizistischen Arbeit stehen Aspekte der Ganzheitlichkeit im Vordergrund – und er versucht dabei immer, eine Brücke zwischen der Schulmedizin und komplementären Heilmethoden zu bauen.

Ob es um visionäre Therapieformen, sanfte Medizin, Ernährung oder spirituelle Entspannungstechniken geht, er bereitet die Themen journalistisch interessant und kompetent auf. Als Medizinjournalist arbeitet er seit 1994 für zahlreiche deutschsprachige Printmedien sowie TV-Sender.

Er ist seit über 30 Jahren journalistisch tätig, davon war er über zwei Jahrzehnte Redakteur bei Tages- und Sonntagszeitungen sowie leitender Korrespondent der weltgrößten Nachrichtenagentur associated press [AP] in Berlin.